OBSERVATIONS

SUR LES

MALADIES VÉNÉRIENNES.

OBSERVATIONS

Sur les différentes Méthodes de traiter les Maladies vénériennes.

Avec une nouvelle Méthode de guérir ces Maladies par des Lavemens Mercuriels.

Par M. FERRAND, Notable Bourgeois, Maître en Chirurgie, & Chirurgien-Major de la Marine, au Département de Narbonne.

Multum egerunt qui antè nos fuerunt fed non peregerunt : multum adhuc reftat operæ, multumque reftabit ; neque ulli nato poft mille Sæcula prædicetur occafio aliquid adhuc adjiciendi.   *SENECA.*

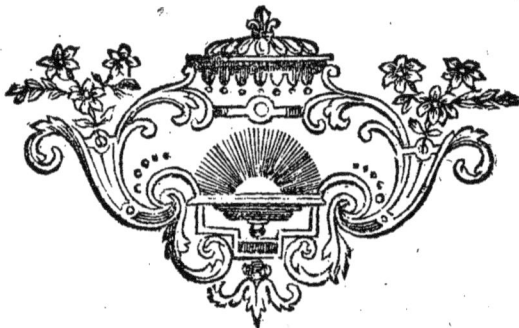

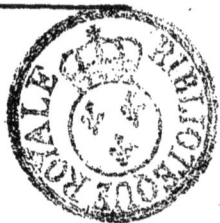

A NARBONNE,
De l'Imprimerie de J. Besse, Imprimeur du Roi.

M. DCC. LXX.

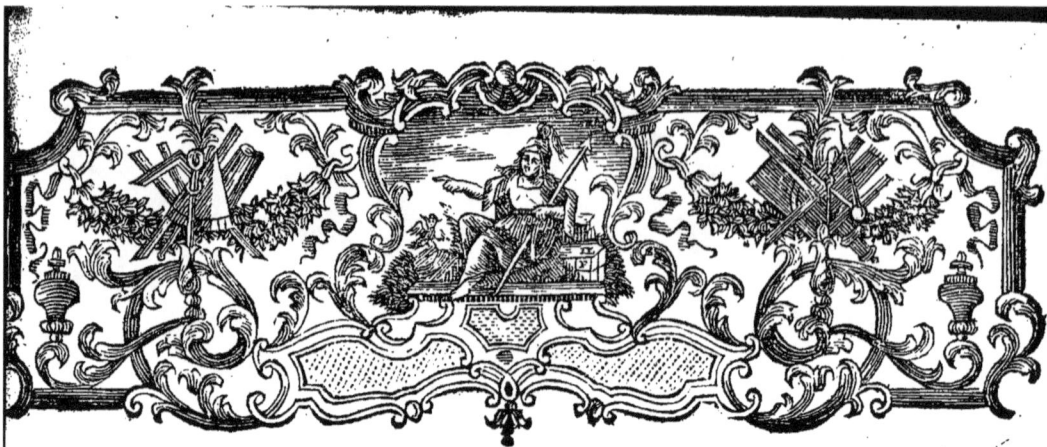

A MESSIEURS

LES CONSULS

DE LA VILLE

DE NARBONNE,

CONSEILLERS du Roi , Lieutenants Généraux de Police de ladite Ville , Seigneurs de Pratduraix , Pretdeceft & Ponferme.

Messieurs ,

Tout ce qui a du rapport à l'utilité publique , à la Santé des habitans , au progrès & à la perfection des Arts , a

des droits trop bien acquis sur vos cœurs,
pour ne pas vous faire accueillir
favorablement le fruit des veilles d'un
Citoyen qui, par état, consacre son travail
au Soulagement & à la conservation de
l'humanité, & qui en offre l'hommage à
votre protection & à votre bienfaisance.

L'intérêt que vous avez déja pris,
MESSIEURS, aux premieres
Observations que j'ai eu l'honneur de
vous présenter, sur la nouvelle Méthode
que je donne pour guérir une maladie
dont tant d'infortunés sont la victime ; les
heureuses expériences que j'en ai faites
presque sous vos yeux, & sous ceux
des Medecins & Chirurgiens de cette
Ville ; le zéle que vous avez témoigné pour
accréditer un Remede si aisé à prendre,
& si efficace dans son operation ; tout
m'encourage dans mon entreprise ; tout
m'annonce le succès le plus flatteur.
Daignez en accepter l'hommage, comme

un monument de mon zèle pour le bien & l'humanité, & comme une foible marque du profond respect avec lequel j'ai l'honneur d'être,

Messieurs,

Votre très-humble & très-obéissant Serviteur.

Ferrand.

AVANT-PROPOS.

LA vie eft trop courte, & la Science de la Médecine eft trop étendue , pour qu'il foit poffible qu'un homme en embraffe tous les objets, & qu'il puiffe obferver fur toutes les parties de cette vafte Science. L'obfervation eft néanmoins la bafe de la Médecine. Le plus habile dans l'Art de guérir , nous dit *Hipocrate* , eft celui qui obferve le plus. Il feroit donc bien néceffaire que ceux qui s'occupent de cet Art , reconnoiffant les bornes étroites du génie ordinaire de l'homme , convaincus de la néceffité abfolue de l'obfervation, & que ce n'eft que par elle qu'on peut étendre nos connoiffances , fiffent leur étude principale d'une claffe de maladies. Occupés dès-lors prefque uniquement au traitement de ces maladies, ils feroient plus en même de nous laiffer des bonnes obfervations , d'acquérir des lumieres plus étendues , & de reculer par-là les bornes de nos connoiffances.

La Chirurgie feroit bien moins perfectionnée, fi tous ceux qui l'exerçent , euffent voulu en embraſſer toutes les parties. *Mauriceau*, *Puzos*, *Levret*, nous auroient laiſſé des moins bons Traités ſur les accouchemens, *Daran* & *Goulard*, ſur les maladies de l'uretre. *&c.*

J'ai ſenti de bonne heure les avantages d'une ſi ſage reſtriction. Appellé dès ma jeuneſſe, par une impulſion naturelle, à l'exercice de la Chirurgie, à peine fus-je entré dans cette vaſte carriere, que meſurant des yeux l'étendue immenſe de mes devoirs, j'en fus effrayé. L'éloignement preſque infini où je me trouvai du dernier terme, me porta à redoubler d'activité & de vigilance.

Quelque heureux qu'ayent été mes ſuccès, dans les différens traitemens des maladies chirurgicales, je n'ai pas cru cependant que les bornes de mes connoiſſances fuſſent les bornes de l'Art. La variété, & la multiplicité des maux qui affligent l'humanité, m'offroient un champ trop vaſte & trop étendu, pour entreprendre de le défricher en entier : je me fis comme une loi, de me livrer plus particuliérement au traitement des maladies de l'uretre, & à celui des maladies vénériennes.

Une ſuite conſtante d'obſervations, dans cette

partie de la Chirurgie, ne tarda pas à me faire connoître l'imperfection & l'infuffifance des différentes méthodes connues ; la néceffité de fuppléer aux unes par les autres , m'a prouvé parlà , qu'il ne peut y avoir une méthode exclufive.

Ces vérités, que je me propofe d'établir par des faits, me donnerent l'idée de travailler à trouver un remede plus généralement utile contre cette maladie rebelle. J'ofe dire que le fuccès a furpaffé mon attente. On verra, par les obfervations que je rapporte, & qui ne peuvent être conteftées, que mon remede eft auffi efficace pour la guérifon de la Vérole , que les différentes préparations mercurielles les plus ufitées ; qu'il n'a point les inconvéniens des différentes méthodes connues, & qu'il peut être employé ; avec fuccès , dans le plus grand nombre des cas , & fur la plupart des tempéramens.

Si , fans manquer à la confiance de différentes perfonnes qui m'ont fait l'honneur de s'adreffer à moi , pour être traitées fuivant ma nouvelle méthode ; fi , fans bleffer le filence fcrupuleux que m'impofe le devoir de ma profeffion , je pouvois défigner les malades qui ont été radicalement guéris par mon remede , il n'en eft pas

IV

un feul qui ne répondît que, dans peu de jours il ne l'ait été fans aucun inconvénient.

Trop redevable à l'Académie royale de Chirurgie de Paris, dont je conferve précieufement le monument de fa généreufe bienfaifance, (1) je n'aurois pas manqué, dès le premier inftant de la découverte de mon remede, de le dépofer & de le foumettre, en naiffant, à fon examen rigoureux & éclairé, fi je n'euffe voulu m'affurer, par des expériences faites fous mes yeux & ceux des Médecins & Chirurgiens des différentes Villes du Royaume, ce que j'ai droit d'attendre de l'efficacité d'un remede dont je n'ai pas vu jufqu'ici qu'on eût à redouter le plus leger accident.

Si mes vœux font remplis; fi mon remede eft adminiftré, conformément à la méthode que je vais prefcrire, je me flatte que le Public trouvera dans mon Sel mercuriel, un remede très-utile contre cette maladie cruelle, qu'on accufe de la dégradation & de la décadence qu'on croit remarquer dans la nature humaine.

(1) L'Académie royale de Chirurgie de Paris, m'a honoré d'une Médaille d'or, portant d'un côté l'effigie du Roi, & à l'exergue ces mots : *Regia Academia Parifienfis Præmium. La Peyronie Munificentia.*

DISSERTATION

Sur une nouvelle Méthode de traiter les Maladies Vénériennes par des Lavemens Mercuriels.

LES bornes étroites dans lesquelles j'ai cru devoir me renfermer dans cette Dissertation, ne me permettent pas de m'étendre sur l'histoire du mal vénérien. Cette matiere est trop bien éclaircie dans l'ouvrage de M. Astruc, pour laisser rien à desirer à ce sujet. Il seroit à souhaiter que la partie pratique, la plus intéressante, y fût aussi bien traitée, & qu'on n'eût point à reprocher à cet Auteur, de montrer une trop grande prévention, en faveur de la méthode qu'il adopte.

Je me propose d'examiner ici les divers moyens de curation qu'on a mis en usage ; & en entrant dans la difcuffion des principales méthodes qu'on a employées contre la maladie vénerienne, de faire voir qu'on s'imagine fauffement que dans tous les tempéramens la Vérole doit être guérie par un feul remede, & par une préparation unique de mercure. J'étayerai mon fentiment, non par des raifonnemens qui prouvent peu en cette matiere, mais par des obfervations que m'a fourni ma longue pratique. Je parlerai enfuite de mon remede, & de la maniere de l'adminiftrer ; & je prouverai également, par des obfervations, fon utilité, & la préférence qu'il mérite fur les autres remedes fpécifiques dans cette maladie, quoique je fois bien éloigné de penfer, ainfi que les Charlatans, qu'il peut fuffire dans tous les cas, & qu'il doit avoir une préférence exclufive.

Il y a, dit M. Storck, (6) des maux véné-

---

(6) Annus Medicus fecundus, pag. 224.

riens que le Sublimé corrosif, pris intérieurement, ne dissipe pas, & que d'autres préparations mercurielles guérissent. Ce que ce savant Médecin dit du Sublimé, l'observation le fait voir des autres préparations du Mercure. Les *Dragées de Keyser*, le Mercure doux, la Panacée mercurielle, le Sublimé, l'Onguent napolitain, tous remedes tirés du Mercure, ne conviennent point chacun d'eux, exclusivement, dans tous les Sujets. La diversité des cas & des tempéramens, rend souvent telle de ces préparations mercurielles plus utile l'une que l'autre ; & on ne parviendra jamais à bien traiter la Vérole, qu'autant, qu'en faisant attention aux differens tempéramens, on employera, entre les préparations énergiques du mercure, celle qui convient principalement au tempérament du Sujet que l'on traite.

C'est une vérité bien importante, dont il seroit bien nécessaire que les Auteurs des nouveaux remedes fussent convaincus. Plus réservés sur les éloges qu'ils donnent à leurs découvertes, ils n'annonceroient pas leur remede comme infaillible, & le seul qu'on doive mettre en usage ; mais malheureusement pour l'humanité , l'intérêt , dans la plupart des ames , se met au dessus de l'honneur & de la vérité.

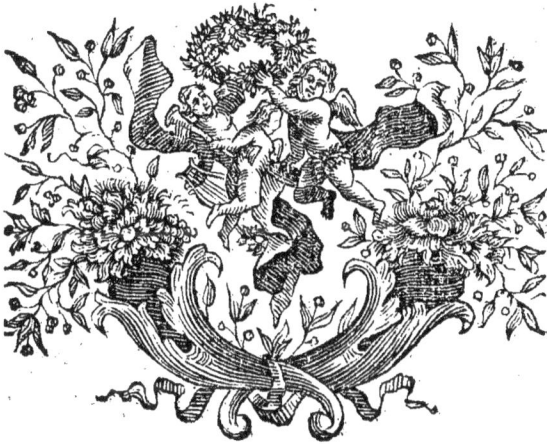

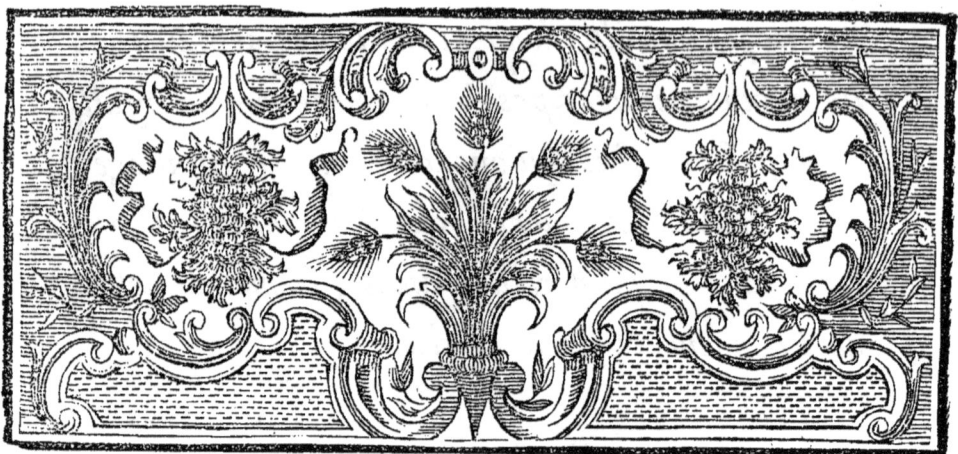

DE LA MÉTHODE
DES REMEDES
SUDORIFIQUES.

PRESQUE tous les Auteurs qui de nos jours ont écrit fur la Vérole, conviennent que l'ufage de la décoction des Bois fudorifiques, eft utile dans les maladies vénériennes legeres & commençantes ; qu'elle eft fouvent néceffaire après l'ufage des remedes mercuriels, quand la Vérole fe trouve compliquée avec les

A

Écrouelles & le Scorbut ; & qu'enfin cette décoction peut détruire certaines douleurs vagues vénériennes, qui peuvent rester après le traitement
méthodique, par les préparations mercurielles.

Mais il en est peu, qui, comme *Boerrhaave*,
pensent que la méthode des sudorifiques, puisse
réussir dans la Vérole confirmée & invétérée.
Je suis bien éloigné d'adopter entiérement les
idées de cet homme célebre, sur le traitement
de cette maladie ; mais je pense avec lui, d'a-
près l'observation de beaucoup de Maîtres de
l'Art, & d'après ma propre expérience, qu'il
ne faut pas borner l'usage des sudorifiques, aux
seuls cas legers ou à la Vérole compliquée,
avec le Scorbut & les Écrouelles, mais qu'ils
peuvent encore guérir la Vérole la mieux ca-
ractérisée, quoique je ne veuille point étendre
cette méthode, par préférence à l'usage du mercure, dans tous les cas où l'étend *Boerrhaave.*

Je conviens que les préparations mercurielles
méritent la préférence dans le plus grand nombre
des cas ; mais il suffit que ces préparations, souvent
efficaces, soient quelquefois sans effet, pour que

ce ſoit une raiſon de ne point rejetter une méthode utile, & qui peut y ſuppléer.

Je ne puis ignorer que de nos jours, des Médecins de réputation, dans le cas où le mercure adminiſtré ſuivant les regles de l'Art, n'a été ſuivi d'aucun effet heureux, n'ayent tenté la méthode des ſudorifiques, & très-ſouvent ſans ſuccès ; mais ma propre expérience ſur cette méthode, ne me laiſſe aucun lieu de douter que les bois ſudorifiques, ainſi que l'obſervoit de ſon tems *Matthiole*, (*a*) n'ont plus le même effet, à cauſe de la négligence de ceux qui s'en ſervent. On fait uſer d'une décoction trop foible, en trop petite quantité, trop peu de tems, & on ne reſtraint point les malades à une diete aſſez ſévere. On tombe dans le même inconvénient des Médecins du quinzieme ſiecle, qui s'étant apperçus des mauvais effets des ſudorifiques, dans les Sujets qui étoient d'une conſtitution foible, d'un tempérament bilieux & bouillant, & qui avoient de la diſpoſition à l'étiſie, voulurent pour prévenir ces accidens, en adoucir la méthode. On

―――――――――――――――――――――

[*a*] Opuſcul. *de morbo gallico.* 1535.

donna une décoction foible & à de longs intervalles ; la diete fut moins sévere ; le remede cessa dèslors d'avoir du succès ; il tomba , à cette époque , dans le mépris , où il ne seroit point de nos jours , si les Médecins plus judicieux , avoient fait attention à la différence des tempéramens.

L'insuffisance de la méthode des sudorifiques, telle qu'elle est aujourd'hui employée , & la prévention si naturelle aux hommes pour celle qu'on a adoptée, d'après quelques effets heureux qu'on en a vu , a fait penser à plusieurs Auteurs que les bois sudorifiques étoient incapables de guérir la Vérole confirmée. Dans le siecle dernier, (si l'on en croit M. *Astruc*) l'expérience dissipa les préjugés , & fit voir évidemment, par une infinité d'exemples, que les bois sudorifiques étoient incapables de guérir la Vérole confirmée. *Astruc* , *L.* 2 , *Ch.* x i.

Cet Auteur forcé de convenir par l'autorité des Écrivains , (a) que le Gayac étoit autre-

(a) Antoine Musa Brassavole. *Responf. ad quæst. Alex. Fontanæ.*

Ulrich de Hatten , *de morbi gallici curatione per administrationem Ligni guaiaci* , *Cap.* 6.

Gonsalve Fernandez d'Oviedo , Histoire générale & naturelle des Indes occidentales, écrite en Espagnol, *Livre* 10 , *Sect.* 1 , *Chap.* 2.

fois le fpécifique de la Vérole dans l'Ifle efpa-
gnole, en trouve la raifon dans ce que la Vérole eft plus douce & plus aifée à guérir dans
ce climat, & que le Gayac y a plus de vertu.
Preffé, d'un autre côté, par les expériences faites en Europe fur ce remede, il y a, dit-il,
fujet de foupçonner qu'on a pris un adouciffe-
ment du mal, pour une guérifon radicale. *L. 2*,
Ch. XI.

Tel eft le jugement que porte fur les fudorifiques M. *Aftruc.* De quelque poids que foit,
fur le traitement de la maladie vénérienne, le
fentiment de ce Médecin, je ne puis voir qu'une
prévention outrée pour la méthode des frictions,
dans ce qu'il penfe fur les fudorifiques.

Quand même je conviendrois avec M. *Aftruc*
que la Vérole eft plus douce & plus
guérir en Amérique qu'en Europe, pouvo
ignorer que des perfonnes qui avoient pris la
Vérole en Europe, & qui étoient paffées en
Amérique, après avoir été traitées inutilement
par les frictions mercurielles, n'ayent été radicalement guéries par l'ufage de la décoction de

Gayac ? Les Livres de différens Auteurs fourmillent de ces exemples : fes Ouvrages même en font mention. Je ne rapporterai que deux obfervations ; celle de *Gonzalez*, (*a*) citée par *Mufa Braffavole*, & celle de deux jeunes-gens, dont fait mention Loys *Guyon Dolois*, fieur de la *Nauche*. Lyon, 1625, *Liv.* 4, *Chap.* 5, *Pag.* 610 (*b*) ; & s'il n'avoit d'autre parti à prendre, que de fe retrancher fur la vertu plus confidérable du Gayac en Amérique, qu'auroit-il pu répondre aux cures opérées par ce remede en Europe ?

„ (*a*) Un certain *Gonzalez*, Efpagnol, étoit cruellement affligé de la „ Vérole. Après avoir mis en ufage une infinité de remedes, fans aucun „ fuccés, frappé des merveilles que l'on publioit du Gayac, il s'embar⸗ „ qua pour aller aux Ifles nouvellement découvertes : il s'y fit traiter, „ & fut guéri. Etant revenu enfuite en Portugal, il y exerça les fonc⸗ „ ᵗⁱᵒⁿˢ de Médecin, & traita les Vérolés de la même maniere qu'il avoit étoientᵗé par un Médecin Indien. *Refpons. ad queftiones Alexandra Fon-* *Aftru.*

(*b*) Moi étant à Paris, l'an 1563, j'avois grande familiarité avec deux jeunes adolefcens, enfans de ladite Ville, tous deux de bonnes & illuftres Maifons, defquels je tairai le nom, qui fe trouverent infeétés de cette contagion vénérienne, parce que le plus fouvent elle fe prend par paill⸗ lardife, aéte deshonnête, & par conféquent honteux, laquelle ils celerent tant de temps qu'ils purent ; enfin la maladie fe fit connoître par la

Peut-on révoquer en doute l'obſervation d'Énée *Pio* , traité en 1526 , & guéri par le Gayac , rapportée par *Braſſavole* ; celle *d'Ulrich* de *Hutten* , Gentil - homme Allemand ,

Pelade , par Puſtules rouges qui leur vinrent au froĩt , douleurs au milieu des os , tant des bras , jambes , cuiſſes , épaules , que ſur le devant de la tête , les nuits , juſqu'à environ l'aube du jour , & autres ſignes , comme la douleur au goſier , ne pouvant bien avaler la viande. Les parens les mirent entre les mains de Médecins & de Chirurgiens bien expérimentés , qui y firent tout ce que l'Art permettoit ; maĩs ils ne guérirent pourtant. Pour la ſeconde fois , furent appellés d'autres Médecins à cette cure , qui y appliquerent tout leur ſavoir , mais en vain ; & au contraire , cette maladie s'empiroit , & ſe faiſoit des tophes & nodoſités à la partie antérieure de leur tête , aux os des bras , cuiſſes & jambes , avec douleurs noĉturnes inſuportables ; & comme la nuit s'approchoit , & durant icelle , crioient , ſe plaignoient inceſſamment tant , que les voiſins les entendoient ſe lamenter de tous côtés , à cauſe de quoi leurs corps devinrent ſecs , de complexion différente , & avoient néanmoins les mêmes ſymptomes ; ce que les Médecins jugoient être fort extraordinaire.

Enfin , ces adoleſcens , après avoir beaucoup ſouffert de maux , de peines & d'angoiſes , tant par les Médecins & Chirurgiens , que par Empiriques qui les avoient gouvernés , que du propre mal ; après avoir fait beaucoup de dépenſes , & ennuyé leurs parens , furent laiſſés comme incurables , & en état de ne pouvoir jamais plus vivre ſainement , & euſſent fort deſiré que la mort les eût ſaiſis. Les choſes étant en tels termes , Dieu eut compaſſion d'eux & de leurs parens. Le ſieur de *Chantonnay* Gentilhomme Bourguignon , de la Franche-Comté , fut envoyé par le Roi d'Eſpagne en embaſſade par devers Charles IX , Roi de France , qui lors ſe tenoit ordinairement à Paris. Ledit Ambaſſadeur , qui fut informé du cas de ces jeunes gens , dit qu'il avoit vu en Bourgogne , en Allemagne , en Flandre , en Italie & en Eſpagne , pluſieurs Vérolés qui avoient été traités inefficacement , & qui avoient été chercher leur guériſon radicale en Amérique , & allégua ſpécialement l'exemple d'un ſien Secretaire.

qui attaqué depuis 9 ans de la Vérole, avec des douleurs cruelles, quantité d'exostoses, des ulceres, de carie dans les os, amaigriffement extrême de tout le corps, & marafme opiniâtre, avoit inutilement effayé jufqu'à 11 fois, l'ufage

---

D'après cet avis, ils allerent s'embarquer en Efpagne, pour paffer à l'Ifle de Saint-Domingue. Là les Médecins du Vice-Roi, furent d'avis qu'ils paffaffent en une autre Ifle qu'on appelle de Saint-Jean au Port riche, où les femmes font fort entendues à guérir cette maladie. Voici le traitement qu'on leur fit dans une cabane de Sauvage, fous la direction d'une femme du Pays.

Elle caffoit & fendoit avec fes dents, de petits tronçons de jeunes arbres de Gayac, & les faifoit bouillir dans un vaiffeau de terre fans ouverture : elle leur faifoit boire, tous les matins, une chopine de cette décoction en deux ou trois fois ; puis les faifoit promener, exercer à l'efcrime, ou bien alloient travailler à une mine d'or, qui n'étoit guère loin du Village, l'efpace de deux heures ; puis venoient, étant pleins de fueur à la maifon, & changeoient feulement de chemife ; puis les faifoit dîner, ne beuvant que de l'eau de pluie, puifée dans une marre. Sur les trois heures après midi, on leur faifoit boire autant de Gayac comme au matin, & faire le même exercice ; & fans autre céremonie ni remede, fe trouverent entiérement guéris dans fix femaines, fans autre inconvénient que d'avoir les gencives enflées & enflammées ; ce dont ils guérirent incontinent, après qu'on les eût fait faigner, en les piquant en plufieurs endroits, avec un os de poiffon fort pointu. Les nodofités qu'ils avoient aux os difparurent ; toutes les douleurs nocturnes cefferent dans quinze jours ; l'appétit leur revint, enfin, tous les accidens fe diffiperent ; ils retournerent fains en Efpagne, puis à Paris : l'un fils de Maître des Comptes eft devenu Officier aux Finances ; l'autre a rendu des grands fervices au Roi, ès dernieres guerres de l'union dans la profeffion des armes. Il faut que l'arbre foit jeune & tendre : on ne nous en apporte que du vieil.

l'ufage des frictions mercurielles ; & qu'après beaucoup de tourmens , comme on défefpéroit de fa guérifon , il avoit été guéri parfaitement par la feule décoction de Gayac, dont il ufa pendant trente jours ; & un nombre infini d'autres obfervations , qu'il feroit trop long de rapporter ici. (*a*)

Enfin M. *Aftruc* penfoit - il nous perfuader que les Auteurs qui ont écrit fur la vertu du Gayac, fe foient donnés le mot pour vanter un remede fans vertu , & que pendant l'efpace de cent ans, qu'on n'a prefque point employé d'autre remede , on n'a point guéri la Vérole en Europe ?

Plus jufte dans fes raifonnemens, & laiffant à part toute prévention , M. *Aftruc* auroit dû convenir que la méthode des fudorifiques, telle que l'adminiftroient les anciens , a guéri la Vérole ; que cette méthode moins fpécifique

---

(*a*) Nicolas *Poll* , Médecin de l'Empereur Charles - quint , raconte que trois mille malades défefpérés , furent guéris prefqu'à la fois par l'ufage de la décoction de Gayac , de maniere qu'après leur guérifon , il leur fembloit renaître. *Opufcul. de curat. M. Gal. per lign. Guyac.* en 1536.

B

que celle du mercure , & qui convient d'ailleurs à moins de tempéramens, peut néanmoins
guérir cette maladie, & qu'on doit l'employer
dans certains cas , lorſque les tempéramens l'exi-
gent , & que les préparations mercurielles ſont
ſans efficacité : c'eſt ce que je vais démontrer
par les obſervations ſuivantes.

Premiere Obſervation.

Un Gentil-homme , des environs de cette Ville ,
avoit été traité pluſieurs fois par les frictions mercurielles , ſans que ce remede eût pu diſſiper une exoſtoſe aſſez conſidérable , ſituée à l'angle de la machoire inférieure. Il étoit d'un tempérament extrêmement pituiteux , chargé d'humeurs , ayant les jambes fort enflées , & portant deux cauteres , l'un au bras ,
l'autre à la jambe , du côté droit , qu'un Médecin
qu'il avoit conſulté lui avoit conſeillé. Ayant demandé
mon avis ſur ſon état , je le portai à faire uſage des
ptiſanes ſudorifiques , dans la vue de diminuer le volume des humeurs. Il uſa pendant huit jours de la
décoction ſudorifique , à la doſe qu'on a coutûme d'en
prendre. Mais voyant le peu d'efficacité du remede ,
je vins à lui faire prendre dans la journée , la quantité de décoction qu'il prenoit en deux jours. Il ſur-

vint alors des fueurs legeres que je fis entretenir, en faifant tenir le malade dans un lit placé dans une chambre qu'on avoit bien foin d'échauffer. Le malade ne fe laffa point, pendant un mois, de continuer cette méthode, au bout duquel tems les jambes furent totalement défenflées, & l'exoftofe diffipée. Il eft à obferver qu'il gardoit un grand régime, ne fe nourriffant qu'avec des foupes aux herbes, du céleri bouilli, & du pain. L'exoftofe n'a pas reparu depuis, mais les jambes font redevenues enflées.

Seconde Obfervation.

Un Officier de Cavalerie, gras & replet, avoit fubi, pendant trois fois, le traitement par les frictions, fous les yeux des plus habiles Praticiens de Montpelier, fans qu'on eût pu parvenir à le guérir des douleurs vives dans les os, & de deux ulceres placés à côté des amygdales. Comme il étoit d'un tempérament pituiteux, chargé d'humeurs, & d'une complexion molle, je lui prefcrivis l'ufage des fudorifiques, lui faifant obferver une diete affez févere. Il prit journellement cinq verres de la décoction fudorifique. *(a)*

_____

(a) Ma maniere de faire la décoction fudorifique, eft affez approchante de celle des anciens. Je fais infufer dans un pot de terre neuf, pendant vingt quatre heures, & dans quatre pots d'eau (le pot pefant quatre livres), dix onces de bois de Gayac coupé menu, & quatre onces de

Ce remede ne produifit des fueurs, que le cinquieme jour qu'on en eut fait ufage. On avoit foin de les entretenir, en échauffant l'appartement avec un poële. Quinze jours après, les ulceres qu'on avoit foin de déterger, fournirent une matiere plus abondante ; & comme le malade fe plaignoit que les fueurs l'affoi-bliffoient beaucoup, & qu'il étoit las d'obferver une diete auftere, je fis diminuer la quantité de décoction fudo-rifique qu'il prenoit dans la journée; je lui permis de manger des foupes à la viande, avec un morceau de poulet roti. Le malade ayant bientôt repris fes for-ces, je redonnai la quantité de décoction qu'il avoit auparavant coûtume de prendre, lui accordant, pour toute nourriture, des foupes aux herbes, du céleri bouilli, & un peu de pain. Le malade ne fe laffa point de ce genre de vie ; au bout d'un mois, les ulceres furent cicatrifés, & les douleurs totalement diffipées. Il y a environ 22 ans de ce traitement, fans qu'il foit furvenu depuis aucun fymptome, qui puiffe faire croire que la guérifon n'ait point été complette.

---

bois de Saffafras. Ayant bien bouché le vaiffeau, je fais bouillir la décoc-tion au bain marie, jufqu'à la diminution de moitié. Je fais refroidir la décoction ; je la paffe & je la mets dans des bouteilles de verre bien bou-chées.

Je fais mettre autant d'eau fur le bois qui a refté dans le pot de terre, & je mets bouillir le tout à un feu doux, jufqu'à diminution du quart. La premiere décoction eft employée comme remede; la feconde, comme boif-fon ordinaire. Je fais prendre de quatre en quatre heures, un verre de la premiere décoction; je la donne quelquefois de trois en trois heures.

Troisieme Observation.

Les bons effets qu'avoient produit les fudorifiques fur des Sujets qui avoient antérieurement fubi plufieurs traitemens par d'autres méthodes, m'engagerent à les mettre en ufage, lorfque je trouvois des tempéramens & des cas qui me paroiffoient plutôt exiger cette méthode qu'une autre. Je rapporterai deux obfervations principales, qui prouveront inconteftablement l'utilité des fudorifiques dans la Vérole. Un jeune-homme de cette Ville, écrouelleux, ayant le vifage bouffi, & d'un tempérament mou & indolent, ayant eu commerce avec une fille publique, prit une go-norrhée virulente, avec des douleurs dans les os : huit jours après, il fe manifefta un bubon à l'aine gau-che. J'ordonnai d'abord quelques remedes adouciffans, pour calmer l'ardeur de la gonorrhée, & je fis mettre fur le bubon une emplâtre réfolutive : je n'héfitai pas enfuite de le mettre à l'ufage des fudo-rifiques. Je lui fis d'abord prendre un verre de la dé-coction fudorifique, de fix en fix heures, & je vins à la lui donner de quatre en quatre heures, ayant feulement foin de faire tenir le malade dans une cham-bre bien fermée & chaude, fans l'affujettir à garder le lit, ce qui me paroiffoit un des grands inconvé-niens de cette méthode. Dans moins de quinze jours, les douleurs dans les os furent diffipées, &

le bubon preſque entiérement réſout. Je fis continuer le remede , & environ un mois après , tous les ſymptomes vénériens furent diſſipés : il ne reſtoit qu'un petit écoulement , entretenu par la foibleſſe & le relâchement , qui céda ¡bientôt à l'uſage des remedes fortifians. Cette guériſon eſt du mois de Mai 1749. Le malade a joui depuis ce tems , d'une aſſez bonne ſanté , eu égard à ſon mauvais. tempérament , & il n'a paru aucun ſymptome qui laiſſe du doute ſur la guériſon.

Quatrieme Obſervation.

Un Lieutenant Colonel , d'un Régiment eſpagnol , portoit ſur le ſternum une exoſtoſe de la groſſeur d'une noix , & un ulcere à la jambe gauche , lorſquil ſe mit entre mes mains. Le commencement de ſa maladie datoit de cinq ans , & il avoit toujours négligé de ſubir un traitement méthodique. Tout ſon corps étoit œdémateux , & la quantité des urines ne répondoit pas à celle de la boiſſon. Il avoit ſouffert des douleurs vives de rhumatiſme , qui s'étoient diſſipées lorſque l'enflure s'étoit montrée. Ce cas me parut exiger les ſudorifiques ; je remplaçai ſeulement la boiſſon ordinaire , par une ptiſane apéritive : je fis prendre la décoction ſudorifique pendant un mois , ſans qu'on s'apperçût de la moindre diminution dans les ſymptomes. Le malade ne gardoit point le lit ; il occupoit une

chambre échauffée par un poële. Las de ne voir aucun effet des remedes, il vouloit les abandonner, &
demandoit à être traité par les frictions : je ne me rendis point à fa demande ; je le portai à reprendre l'u-
fage des fudorifiques : il n'en eut pas ufé pendant quinze
jours, que fon ulcere fournit une matiere de meilleure qualité, & que l'exoftofe fut diffipée d'un tiers :
au bout d'un mois, elle difparut totalement, & l'ulcere fut à demi cicatrifé. J'ordonnai que le malade
continuât encore la ptifane fudorifique ; il en prit pendant environ trois femaines , qui furent le terme de
fes maux, & l'époque de fa guérifon. Il fut traité en
1751 , & il m'écrivit d'Efpagne en 1754, que depuis
le traitement que je lui avois fait , il n'avoit reffenti
aucune atteinte de fon mal : il eft même à obferver
que l'enflure du corps fe diffipa pendant le traitement.

Borner l'ufage des fudorifiques aux feuls cas
legers, & à la Vérole compliquée avec le fcorbut
& les écrouelles , ou bien ne les employer avec
Thierry de Hery, que l'orfque la maffe du fang eft
atteinte d'un virus errant , mobile & non fixé,
c'eft en reftraindre l'ufage dans des bornes trop
étroites. La Vérole étoit bien caractérifée chez
les Perfonnes qui font le fujet de mes obfervations. Le virus étoit fixe : deux avoient fubi plu-

ſieurs traitemens méthodiques par les friƈtions ,
ſans être guéris; & les deux derniers, ſans aucun traitement préalable, ont obtenu leur guériſon par les ſudorifiques. Il eſt donc des cas
où cette méthode eſt praticable , & a un ſuccès complet : il n'eſt pas même néceſſaire de
produire des ſueurs abondantes, & de les entretenir , en faiſant garder le lit aux malades.
On a vu , par les deux dernieres obſervations,
que les Perſonnes qui en font le ſujet , ont guéri
ſans cette pratique incommode. Ceux qui ont
un tempérament irritable , facile à émouvoir,
& dont la poitrine eſt foible , ne doivent point
recourir aux ſudorifiques qui ne leur conviennent
point ; mais on peut les employer ſans crainte ,
dans les Sujets d'un tempérament pituiteux &
d'une complexion molle. Ce n'eſt pas que je
conſeille d'employer ce remede , avant d'avoir
eſſayé les préparations énergiques que fournit
le mercure : il faudroit un plus grand nombre
d'obſervations, pour diſtinguer les cas où les
ſudorifiques méritent la préférence ſur ce ſpé-
cifique ; mais on peut dire , en général , que lorſque

que dans des tempéramens chargés d'humeurs difficiles à émouvoir, & dont le fyftême nerveux n'eft point irritable, on ne voit point de fuccès du Sublimé corrofif, qui eft de toutes les préparations mercurielles la plus active, on peut, avec sûreté, recourir à la méthode fudorifique, & on ne la trouvera point fans vertu. » On a lieu d'être étonné (dit M. le *Begue* » de *Prefle* (*a*) de voir combien peu nous nous » fervons de ces médicamens, auxquels nos an- » ciens nous diroient qu'ils ont dû la guérifon » des maux vénériens ; & cependant il n'eft » pas poffible de douter, que les maladies vé- » nériennes ne fuffent alors accompagnées, pour » l'ordinaire, des fymptomes plus violens, & » ne fuffent communément plus invétérées, que » la plus grande partie de celles que nous avons » à traiter. Les plantes dont nous parlons, ont- » elles donc perdu de leur vertu ? Le virus » vénérien eft-il donc changé de nature ? Nos

[*a*] Mémoire pour fervir à l'hiftoire de l'ufage interne du Mercure fublimé corrofif, 1764.

C

» anciens nous en ont-ils impoſé ? Leur cure
» n'étoit-elle que palliative ? Remettons en uſage
» les ptiſanes de Gayac, d'Eſquine, de Salſepa-
» reille, en obſervant dans leur adminiſtration,
» les précautions relatives au degré du mal, à
» la conſtitution & au tempérament du ma-
» lade, & nous verrons peut-être qu'on a aban-
» donné des remedes excellens, par amour
» pour les nouveautés, ou parce qu'ils n'ont
» pas eu de ſuccès, étant mal adminiſtrés ».

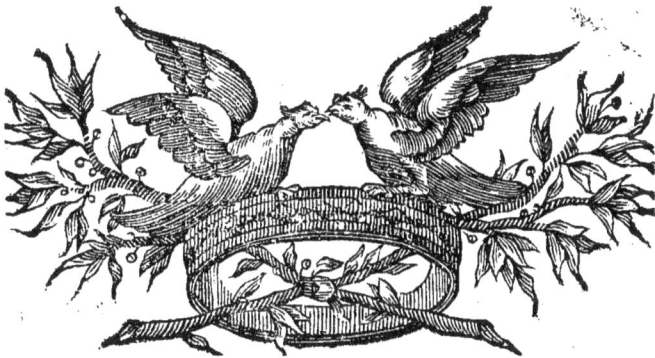

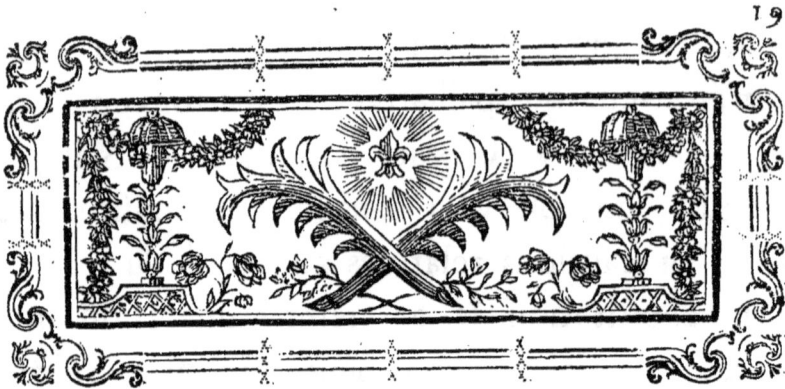

DES FRICTIONS

MERCURIELLES.

DE tous les remedes qu'on a employé contre la maladie vénérienne, il n'en eſt aucun qui ait eu plus de vogue que le Mercure. Ce Minéral banni pendant long-tems de la Médecine, ſur l'autorité de *Dioscoride* & de *Galien*, qui le regardoient comme un poiſon ; employé enſuite extérieurement par les Médecins Arabes, (*a*) & depuis, à l'imitation de ces derniers, également à l'extérieur, par preſque tous les Médecins des ſiecles ſuivans, fut em-

_____

[*a*] *Raſis , Serapion , Avicenne.* &c.

ployé contre la Vérole, dès les premiers tems que cette cruelle maladie parut en Europe. Il fut pris par voye d'analogie, de la pratique des anciens Médecins qui l'employoient contre les poux, (*a*) la galle, la gratelle & les autres maladies de la peau. Mais comme toute prévention fur ce minéral n'étoit pas encore diffipée, on le faifoit entrer, en très-petite dofe, dans les onguents dont on fe fervoit pour guérir la Verole. Dans les uns, il y en entroit à peine un quarantieme : auffi les Médecins virent-ils peu de fuccès de ce remede. Les Empiriques qui fe mêlerent du traitement de cette maladie, tomberent dans un excès oppofé. Ils chargerent les onguens de mercure, & accablerent les malades par des frictions fi fortes & fi précipitées, qu'il s'en fuivit les effets les plus graves, & que felon *Ulrich* de *Hutten*, (*b*) de cent malades à peine y en avoit-il un de guéri, encore retomboit-il fouvent au bout de quel-

---

(*a*) Guillaume *Varignana*, Pierre *Hyfpani*, créé Pape, fous le nom de Jean XXI.

(*b*) *Lib. de morbi gallici curatione, per adminiftrationem Ligni guaiaci. Cap.* 4.

ques jours. C'eft dans ces circonftances, que le Gayac fut apporté des Indes. Ce remede eut pendant long-tems une vogue qu'il ne perdit, que parce que les Médecins l'employ-erent, indiftinctement dans tous les Tempé-ramens. Les effets funeftes qu'il produifit fur des Sujets foibles & difpofés à la pthifie, fit adoucir la méthode ufitée, qui dès-lors ceffa d'être efficace. Ce remede tomba entiérement dans le difcrédit, & l'on fut obligé d'en ve-nir au mercure qu'on avait abandonné. Les Mé-decins chercherent dès-lors à éviter les excès où étoient tombés les Empiriques : ils l'employ-erent avec ménagement, fous différentes for-mes ; mais la méthode de le donner en frictions prévalut, & c'eft fans contredit celle en fa-veur de laquelle on peut rapporter le plus grand nombre d'obfervations.

Il n'entre point dans mon plan de parler dans ce chapitre, des inconvéniens & de l'infuffifance de la méthode des frictions en plufieurs cas ; je ne parlerai point non plus des cures opérées par les frictions mercuriel-

les , fans qu'aucun autre remede , propre à
dompter la Vérole , eût précédé. Perfonne
fans doute ne contefte que les frictions mercurielles ne puiffent , dans un très - grand nombre de cas , guérir la Vérole ; mais je rapporterai des obfervations qui prouveront l'u-
tilité des frictions mercurielles , dans des Sujets qui avoient été infructueufement traités par
les Dragées de Keyfer , & le fublimé corrofif ; & par - là je ferai voir ce que je me
propofe dans cette differtation , qu'il n'eft point
une méthode unique , & que fuivant la di-
verfité des cas & des tempéramens , on eft
fouvent obligé de remplacer une méthode par
une autre.

Premiere Obfervation.

Un Garçon Serrurier s'adreffa à moi , pour être
traité de la Vérole que je trouvai bien caractérifée ,
par les douleurs vagues qu'il fentoit dans les articulations , & qui augmentoient pendant la nuit , une
exoftofe à la jambe gauche , & un ulcere malin dans
le nez , avec carie des os de cette partie , du palais

& de partie de la machoire supérieure. Les effets heureux que j'avois vu produire aux Dragées de Keyser,
me firent donner la préférence à cette préparation mercurielle, bien plus efficace pour l'ordinaire, que les
frictions dans le cas de carie. Le malade prit les Dragées, selon la méthode que prescrit M. Keyser. Le
troisieme jour de leur exhibition, il survint une inflammation si considérable, que je fus obligé d'en
faire cesser l'usage. Comme le malade étoit d'un tempérament irritable, & des plus bouillans, je voulus
avant de redonner le remede, faire précéder quelques
bains & quelques ptisanes adoucissantes. Le malade
prit douze bains ; je lui prescrivis ensuite les Dragées, avec l'attention de n'augmenter la dose que
d'une Dragée tous les deux jours. Il survint au bout
d'une semaine, une inflammation assez forte, quoique
moins considérable que la précédente. Je fis suspendre
quelque tems le remede ; & voyant que les Dragées
prises pendant une semaine, en si petite quantité,
avoient pu procurer une inflammation assez forte, je
crus ne devoir augmenter que d'une Dragée tous les
trois jours. Il survint bientôt une inflammation si
violente, qu'elle empêchoit d'avaler tout aliment so-
lide, & que la fievre survint. Je fis cesser l'usage
des Dragées ; j'ordonnai une saignée, quelques bains,
& les ptisanes adoucissantes. La fievre se calma : je
redonnai les Dragées, en observant de n'en faire prendre qu'une tous les matins. Le huitieme jour il sur-

vint une inflammation des plus confidérables , & la fievre qui fe joignit ne céda qu'au bout de trois femaines , aux remedes les plus appropriés. Comme le malade étoit d'un tempérament très-vif & très bouillant , maigre & défait , & qu'il avoit de difpofition à l'étifie , je crus qu'il feroit dangereux d'exciter des nouvelles inflammations , qui jufqu'ici bien loin de produire aucune diminution dans les fymptomes , avoient au contraire allumé une fievre très-violente. Après avoir fait derechef précéder quelques bains , je me propofai d'effayer fi en évitant la falivation , je pourrois parvenir à guérir le malade. Je prefcrivis une Dragée de deux en deux jours, , & un bol avec deux grains de camphre & cinq grains de nitre : je faifois augmenter d'une Dragée tous les huit jours. Le malade les prit ainfi pendant fix mois ; mais fatigué de ne leur voir produire aucun bon effet , je lui en fis difcontinuer l'ufage , pour recourir aux frictions mercurielles , adminiftrées par extinction. J'ordonnai de rechef les bains , & les ptifanes adouciffantes ; après quoi je fis frottér le malade avec l'onguent de mercure fait au tiers , fur chaque once duquel je faifois mettre quatre gros de camphre par once d'onguent ; on ne donnoit les frictions que de deux en deux jours. Au bout d'un mois & demi , plufieurs efquilles d'os cariés , tomberent fans douleur ; l'ulcere du nez que j'avois eu foin de faire déterger , ne fournit plus d'écoulemens. Je fis encore continuer

les

les frictions pendant un mois, qui suffit pour diffiper totalement l'exoftofe, ainfi que tous les autres fymptomes. Depuis ce tems le malade jouit d'une fanté parfaite.

Seconde Obfervation.

Un Gentil-homme Efpagnol, vint à Narbonne pour fe faire traiter de la Vérole. Je lui fis prendre les Dragées de Keyfer. Le quatrieme jour de leur ufage, il fe plaignit d'un mal-aife par tout le corps, & d'un poids douloureux fur l'eftomac, qui fut fuivi une heure après, d'un vomiffement par haut de matieres bilieufes. Je fis fufpendre le remede, & j'ordonnai un purgatif ordinaire, qui l'évacua beaucoup par les felles, après quoi je donnai de nouveau les Dragées, ayant foin de faire manger une heure avant leur exhibition. A la dixieme prife, le malade fe fentit de nouveau un poids fur l'eftomac, qui fe termina par un vomiffement abondant par haut & par bas des matieres jaunâtres, avec quelques petits filets de fang : le vomiffement qu'accompagnoit la fievre, ne ceffa que fur la fin du fecond jour, malgré les remedes les plus appropriés. Je crus dès lors devoir laiffer de côté les Dragées de Keyfer, que l'eftomac du malade ne pouvoit fupporter, & je le fis avec d'autant plus de raifon, que le malade me dit qu'il avoit

D

eu en ſa vie deux attaques de *Cholera - morbus*. Je me
tournai du côté des frictions mercurielles adminiſtrées
par extinction , que je fis donner au malade après les
préparations convénables. On n'eut pas fait quarante
frictions au malade , qu'il ſe trouva parfaitement guéri.
Il ſéjourna deux mois en cette Ville après le traitement , & ne ſentant aucun retour de ſa maladie ,
il partit pour l'Eſpagne.

Troiſieme Obſervation.

Un Négociant de Barcelone , qui avoit pris chez lui
la Vérole , vint à Narbonne pour s'en faire traiter.
Il prit un appartement chez moi ; & le lendemain
de ſon arrivée l'ayant examiné , je lui trouvai toute
la tête couverte de puſtules , des chancres , un poulain des plus conſidérables , avec une petite exoſtoſe
à la partie moyenne du ſternum. Le malade étoit en
outre tourmenté d'un vomiſſement qui lui faiſoit rejetter preſque tous les alimens. Comme l'époque du
vomiſſement datoit de celle de la Vérole , je penſai
qu'il pouvoit être produit par l'humeur vérolique :
néanmoins je mis en uſage les remedes indiqués par
les bons Auteurs ; mais n'en voyant point de ſuccès,
je me réſolus à le traiter par les Dragées de Keyſer ,
que cet Auteur donne pour un bon ſtomachique. Je
les donnai d'abord à la doſe ordinaire , mais elles ſu-

rent rejettées par le vomiſſement : j'en diminuai la doſe & l'éloignai ; mais quelques précautions que je priſſe , elles furent rejettées ainſi que les alimens. Voyant que l'état du malade empiroit , & dans l'idée que le vomiſſement n'étoit produit que par le virus vénérien , je me hatai de le traiter par les frictions mercurielles adminiſtrées par extinction. A la huitieme friction le vomiſſement diminua , & ayant continué de les adminiſtrer , le malade dans deux mois n'éprouva plus de vomiſſement , & tous les autres ſymptomes diſparurent. Il partit pour l'Eſpagne , d'où il m'écrivit un an après être totalement guéri , & n'avoir éprouvé aucun retour de vomiſſement.

Quatrieme Obſervation.

Un Négociant , qui avoit ſubi un traitement régulier entre les mains d'un Chirurgien de cette Ville , s'adreſſa à moi pour le guérir de la Vérole. Connoiſſant l'utilité des Dragées de Keyſer , dans le cas où les frictions mercurielles ſont ſans efficacité , je lui preſcrivis ce remede , ayant eu ſoin de faire dévancer la ſaignée , quelques demi bains , & des ptiſanes adouciſſantes ; attendu que le malade avoit depuis ſix mois une toux ſeche , accompagnée de legeres ſueurs nocturnes , & qu'il tenoit le jour de parens morts pulmoniques. Une ſemaine après qu'il eut uſé

des Dragées, le ventre devint libre ; je le tins quelques jours à la même doſe , après quoi je l'augmen-
tai , en ſuivant la méthode de Keyſer , juſqu'à la
doſe néceſſaire pour produire une legere inflammation ; elle ſurvint le treizieme jour : je fis ſuſpendre
le remede , & voyant que la toux étoit devenue beaucoup plus forte , je preſcrivis de nouveau les demi
bains , la ſaignée , & je mis le malade à l'uſage du
lait ; après quoi je fis prendre les Dragées : elles pro-
duiſirent le même effet ; la toux augmenta de force ;
la fievre devint conſidérable , & me fit craindre pour
la poitrine du malade. J'en vins de rechef aux demi
bains , & je fis reprendre les Dragées , avec ſoin d'é-
viter l'inflammation ; mais je fus bientôt obligé de
les abandonner , m'étant apperçu que le flux de ventre augmentoit la toux & la fievre. L'inſuffiſance des
Dragées , me fit recourir aux frictions mercurielles,
penſant qu'elles n'avoient pu manquer de ſuccès, que
parce qu'elles avoient été peut-être mal adminiſtrées,
& qu'on n'avoit pas ſuivi la méthode recommandée
en pareil cas par les Maîtres de l'Art. Je préparai de
nouveau le malade ; je lui fis enſuite donner , à l'al-
ternative , un demi bain & une friction , ayant ſoin
de laiſſer de tems en tems quelques jours d'intervalle.
Après deux mois & demi de traitement , le malade
ſe trouva parfaitement guéri , & il jouit aujourd'hui
d'une aſſez bonne ſanté.

Cinquieme Observation.

Un jeune Officier Espagnol, d'un tempérament délicat & fluet, qui avoit reçu le jour de parens morts pulmoniques, vint à Narbonne pour se faire traiter de la Vérole. Il touffoit affez, expectoroit des crachats falés & écumeux, fuoit vers le foir des épaules, & avoit une petite fievre. Il se plaignoit des douleurs vives dans les articulations, principalement pendant la nuit, & il portoit sur la partie moyenne du fternum, une petite exoftofe. Ayant fait précéder la faignée & quelques demi bains, je le mis à l'ufage du fublimé corrofif: j'eus foin de faire étendre la quantité de fublimé que prenoit le malade, dans la quantité de ptifane faite avec les plantes pectorales dont il ufoit journellement. Ce remede continué pendant quinze jours, augmenta la toux & la fievre, fans diminuer aucun fymptome. Je retranchai une partie de la dofe que je donnois du fublimé: la toux & la fievre furent moindres, & les fymptomes véroliques furent les mêmes. Je donnai encore pendant un mois le fublimé, dont je ne faifois prendre qu'un huitieme de grain par jour, étendu dans la quantité de la ptifane que le malade prenoit dans la journée; mais la toux & la fievre perfiftant, j'abandonnai ce remede pour recourir aux frictions mercurielles, que je donnois felon la méthode de M. Haguenot. Après deux mois de traitement, le malade fut parfaitement guéri, & retourna dans ſa patrie, d'où il m'a écrit qu'il n'avoit reſſenti aucun retour de mal vénérien.

Sixieme Obſervation.

Madame * * * ſujette à des accès d'aſthme hyſtérique, d'un tempérament délicat, avec ſenſibilité extrême du genre nerveux, me fit appeller avec un Médecin de cette Ville pour la voir : nous fumes inſtruits ſur le champ du motif qui l'avoit portée à nous appeller. Son mari, à ce qu'elle nous dit, lui avoit donné la Vérole, que nous trouvames bien caractériſée par une gonorrhée virulente, des chancres aux grandes levres, des douleurs dans les articulations, avec un bubon commençant ſous l'aiſſelle gauche. M. le Médecin fut d'avis de la traiter par le ſublimé corroſif: la malade en prenoit deux grains par jour, que l'on mettoit dans la ptiſane qu'elle prenoit dans la journée. Le quatrieme jour de l'uſage du ſublimé, elle ſe plaignit d'une legere colique, qui fut bientôt ſuivie d'une douleur violente à la poitrine, avec une difficulté très-forte de reſpirer. M. le Médecin ordonna des remedes appropriés en pareil cas, qui calmerent tous ces ſymptomes, & enſuite il fit reprendre l'uſage du ſublimé. La malade ſe plaignit alors tous les ſoirs d'une peſanteur de tête ; ſon pouls devint fievreux. Le onzieme jour la malade eut un fecond accès d'afthme, que les remedes antifpafmo-diques diffiperent. Voyant que tous ces accès avoient bien pu être produits par l'ufage du fublimé, nous l'abandonnames pour en venir aux frictions mercuriel-les, qui au bout d'un mois guérirent entiérement la malade : le bubon fe diffipa, par la réfolution, & pendant le traitement, par les frictions ; la malade n'eut aucun accès d'afthme.

Septieme Obfervation.

Un jeune-homme, d'un tempérament irritable, fenfible, & extrêmement vaporeux, vint me trouver pour le traiter de la Vérole, qui fe manifeftoit par une gonorrhée virulente, deux poulains, & des aph-tes dans la bouche : je le mis à l'ufage du fublimé; ce remede produifit d'abord des vomiffemens. Penfant que cet effet pouvoit venir de l'eau-de-vie dans laquelle je faifois diffoudre le fublimé, je le donnai dans l'eau pure ; mais le vomiffement furvint de mê-me, & le malade fe plaignit des coliques dans le bas ventre. Je fis mettre la quantité de fublimé qu'il prenoit journellement, dans le pot de ptifane qu'il beuvoit dans la journée ; toutes ces précau-tions furent inutiles. Le vomiffement furvint, & il eut quelque mouvement de fievre. Je penfai métho-diquement les bubons qui étoient venus à fupuration. Après avoir fait précéder quelques bains, je fis donner vingt-cinq frictions au malade, qui suffirent pour diffiper tous les symptomes.

Huitieme Observation.

Je fus chargé en 1764., de traiter un jeune-homme à qui à la fuite d'un poulain & d'une chaude-piffe, il étoit furvenu une dureté d'un pouce d'épaiffeur fur le prépuce, des puftules feches fur le front & fur la poitrine, & une infomnie très-confidérable. Je le mis à l'ufage du fublimé corrofif, felon la méthode prefcrite par M. Wanfvieten. Après huit jours de l'ufage de la liqueur antivénérienne, l'infomnie fut moins confidérable : je fis continuer le remede, ayant foin de purger de tems en tems le malade ; mais après trois mois qu'il en eut ufé, ne voyant aucune diminution dans la dureté du prépuce, ni fur les puftules du front & de la poitrine, & l'infomnie continuant je me déterminai à traiter le malade par les frictions mercurielles adminiftrées par extinction. Le malade prit trente-deux frictions ; à mefure que le traitement avançoit, l'infomnie devenoit moindre, & les puftules & la dureté du prépuce s'évanouirent.

Les Obfervations que je viens de rapporter en faveur des frictions mercurielles, par lefquelles

quelles j'ai traité avec fuccès des malades qui avoient intérieurement ufé des préparations du mercure fans aucun fruit , prouvent d'une fa-çon très - convaincante, qu'il eft des cas & des tempéramens dans lefquels les Dragées de Key-fer & le fublimé corrofif , ne peuvent point être mis en ufage. Je pourrois rapporter ici un bien plus grand nombre d'obfervations que celles que j'ai écrites ; mais comme elles n'ont rien de plus particulier , & qu'elles ne pourroient tout au plus fervir qu'à étayer mon fentiment , j'éviterai de groffir inuti-lement cet écrit par des répétitions.

On voit par la premiere obfervation , que le malade qui en fait le fujet , n'a pu fup-porter l'inflammation que produifent les Dra-gées de Keyfer. Néanmoins , le principal de la méthode de M. Keyfer , eft de lâcher le ventre , & de produire , fuivant le différent degré de la maladie , des inflammations plus ou moins fortes , & plus ou moins nombreufes. Cet Auteur nous avertit lui-même , que la méthode de donner les Dragées, en évitant le

E

(*a*) flux de bouche qui forme le traitement du premier degré, n'eſt propre qu'à combattre les maladies vénériennes legeres & commençantes; car dans la Vérole invétérée, nous dit cet Auteur, ſi on cherche à l'éviter, (*a*) en prenant de trop petites doſes de Dragées, on riſqueroit de ne point obtenir üne guériſon radicale.

Il eſt des perſonnes d'un tempérament mobile & très-irritable, qui ne peuvent ſupporter l'inflammation & la ſalivation que produiſent le plus grand nombre des préparations mercurielles. Ces ſortes de tempéramens ne ſe rencontrent que trop dans la pratique, & c'eſt un des motifs qui a fait preſque abandonner de nos jours, la méthode des frictions par la ſalivation.

C'eſt donc un très-grand inconvénient qu'ont les Dragées de Keyſer, de ne guérir la Vérole invétérée, qu'en produiſant des inflammations plus ou moins fortes, & plus ou moins nom-

---

(*a*) Méthode de M. Keyſer, *pag.* 6.

[*b*] Pag. 16, *id.*

breufes , fuivant le degré de la Vérole que l'on traite. Il eft vrai que quelque précaution que l'on prenne pour éviter le flux de bouche en adminiftrant les friétions, on n'eft jamais fûr de ne pas le procurer, & qu'il eft des tempéramens dans lefquels la plus legere partie de mercure fuffit pour l'exciter. On peut même dire que la falivation produite par les friétions mercurielles , eft bien plus confidérable & plus dangereufe , que celle que donnent les Dragées de Keyfer : mais il faut convenir auffi, que le plus grand nombre des Sujets traités de la Vérole par extinétion, font guéris radicalement fans fentir la moindre falivation ; que dans certains Sujets aifés à émouvoir , en prenant la précaution de joindre le camphre (*a*) à l'onguent mercuriel, on vient à bout d'éviter la falivation , & qu'il n'eft tout au plus qu'un petit nombre de Sujets , en qui une *ydiofincrafie* particuliere du tempé-

___

[*a*] Si l'on ne voit point produire au camphre mêlé à l'onguent mercuriel l'effet qu'en ont promis certains Auteurs , c'eft qu'on le donne à trop petite dofe. Une drachme de camphre par once d'onguent , fuffit pour l'ordinaire; mais fouvent il faut en mettre 3 à 4 gros par once.

rament, rend toutes les précautions, pour éviter la ſalivation, inutiles; d'où il paroit naturel de conclure, que la néceſſité dont il eſt de procurer une ſalivation plus ou moins forte, par la méthode de M. Keyſer, fait que ce remede ne peut être employé ſur certains tempéramens mobiles & irritables, dans leſquels la ſalivation, par les ſymptomes fâcheux qui l'accompagnent, eſt un obſtacle à la continuation du remede, & par-là à la guériſon.

Dans de pareils Sujets, il faut recourir à une autre méthode; & c'eſt avec le plus grand ſuccès, que j'ai mis en uſage les friċtions mercurielles adminiſtrées par extinċtion, ſur le malade qui fait le ſujet de la premiere obſervation. Par l'addition du camphre à l'onguent napolitain, que de nombreuſes expériences m'ont fait connoître devoir être ajouté à une doſe plus conſidérable qu'on ne l'employe communément, j'ai évité une ſalivation conſidérable, & il n'eſt ſurvenu ſur la fin du traitement, qu'un petit feu dans la bouche, avec une legere élévation des gencives, & un petit crachotement,

que M. Guifard, (*a*) partifan de la méthode
par extinction, regarde comme utile ; ce qui
joint à la ceffation des fymptomes, forme felon
cet Auteur, une preuve complette de guérifon.
Cette obfervation prouve encore, contre le fentiment de *Boerrhaave*, que le mercure ne guérit pas feulement la Vérole dominante dans le
corps, mais qu'il peut même détruire dans quelque cas , comme le penfe trop généralement M.
Aftruc, d'après quelques obfervations, & fur l'autorité de *Fabrice de Hilden*, le vice local, puifqu'il a détruit la carie des os du nez & de la
machoire fupérieure, après la féparation d'une
partie de l'os carié , & qu'il n'eft pas toujours
néceffaire d'enlever la carie & de détruire le
vice local, avant de donner les frictions mercurielles , comme le penfe l'Auteur anonyme
du paralelle des traitemens de la maladie vénérienne.

La féconde & troifieme obfervation nous in-

(*a*) Differtation pratique fur les maux vénériens. A Paris , M. D C C.
LVIII. *pag.* 132.

diquent auſſi un inconvénient qu'ont les Dragées de Keyſer, de ne pouvoir être ſupportées
par certains eſtomacs , quelque précaution que
l'on prenne. Je ſuis obligé d'avouer que je les
ai vues dans beaucoup de cas, exciter des vomiſſemens , principalement dans certains Sujets
vaporeux , quoique j'euſſe l'attention d'en diminuer & d'en éloigner les doſes , de pratiquer
les bains, les ptiſanes ; & les vrais praticiens
n'en feront point ſurpris, eux qui ont ſouvent
rencontré dans leur pratique , des Sujets hypo-
condriaques & vaporeux , dont l'eſtomac ſuppor-
toit le muſc , l'ambre , *l'aſſafœtida* , *&c.* & rejet-
toit l'eau de fleurs d'orange , & d'autres remedes de la même force. Dans de pareils tempéramens, il eſt inutile d'inſiſter ſur les Dragées ;
il faut les remplacer par une autre méthode &
avec bien plus de raiſon , chez les Sujets qui
ont des vomiſſemens habituels; car quand même ces Dragées feroient un auſſi bon ſtomachique que le penſe M. Keyſer, j'ai vu dans beaucoup de cas leur inſuffiſance , & je n'en ſuis pas
bien ſurpris, ces ſortes de vomiſſemens éludant

fouvent l'efficacité des meilleurs remedes. Ce n'eft pas qu'il n'y ait des Sujets vaporeux, dont l'eftomac eft même très-irritable, qui ne fupportent les Dragées. J'en ai guéri plufieurs, & j'en rapporterai les obfervations au chapitre des Dragées de Keyfer ; mais tout cela dépend d'une *ydiofincrafie* particuliere du tempérament que nous obfervons dans la pratique, & que nous avons bien de la peine à expliquer.

La méthode de M. Keyfer eft fouvent impraticable chez les perfonnes phtifiques, ou qui ont de la difpofition à cette maladie. J'ai vu tres-fouvent, malgré les bains, les ptifanes, le lait & la faignée, la toux & la fievre augmenter, &·le cours du ventre feul aggraver tous les fymptomes, fur le fujet de la quatrieme obfervation. La néceffité dont il eft de procurer des inflammations par cette méthode, fait qu'on ne peut l'employer chez des perfonnes atteintes de ces maladies, fi ce n'eft dans les cas legers que l'on peut guérir fans exciter d'inflammation.

Si la méthode de M. Keyfer n'eft fouvent

point praticable chez les perfonnes dont le fyftême nerveux eft aifé à émouvoir, le fublimé
corrofif convient encore moins en pareil cas.
Cette préparation plus active que les Dragées,
& qui à raifon de fon activité peut produire
des grands effets dans les cas les plus graves &
les plus opiniâtres, ne convient prefque point
aux perfonnes d'un tempérament irritable , &
principalement à celles qui ont la poitrine af-
fectée. Les obfervations que je rapporte , font
voir l'infuffifance & même le danger de ce remede ; & qu'il eft des tempéramens d'une fen-
fibilité extraordinaire qui ne peuvent le fupporter, quelque méthode qu'on employe pour l'adminiftrer. M. STORCK (*a*) a également vu les
mêmes effets du fublimé corrofif. » Les mala-
» des, dit cet Auteur , qui ont la poitrine
» feche & échauffée, qui ont de la toux , le
» fyftême nerveux aifé a émouvoir, & qui font
» fujets aux hémorragies , ne peuvent point
prendre

(*a*) *Annus Medicus fecundus* , pag. 224.

» prendre le fublimé fans qu'il leur caufe du
» mal , quand même elles boiroient immédia-
» tement après beaucoup de décoction ». Si
l'on rencontre des perfonnes qui ne fupportent
point le fublimé , il en eft qui en font ufage,
qui le fupportent , qui ne fe plaignent point
des fymptomes fâcheux qu'il produit quelque fois, & qui néanmoins ne guériffent pas
par ce remede de la Vérole. (*a*) Je ne
rapporte , pour appuyer mon fentiment , qu'une
feule obfervation , quoiqu'il me fût aifé d'en
donner plufieurs. L'infuffifance du fublimé, pour
guérir la Vérole dans les perfonnes qui fupportent même l'action de ce remede, ne prouve

---

(*a*) Il eft venu à notre Hôpital des perfonnes qui avoient fait ufage
ailleurs du fublimé corrofif pendant plufieurs mois , fans qu'il fe fût fait
aucun changement dans leur état. Je m'imaginai alors que le remede
n'avoit pas été adminiftré convenablement , ou que les malades avoient
commis quelque faute dans le régime. Je recommençai le traitement avec
beaucoup de foin , & les précautions néceffaires ; mais je n'eus pas
un fuccès plus heureux que ceux qui avoient fait le premier ; & je
fus obligé d'avoir recours à d'autres remedes. *Storck , Annus Medicus
fecundus* , pag. 224.

La méthode de traiter la Vérole par le fublimé , ne guérit pas toutes les perfonnes. *De Haën , ratio medend.* P. 2 , pag. 177.

F

pas peu ce que j'ai avancé, qu'une préparation unique de mercure, ne suffit pas dans
tous les cas & dans tous les tempéramens,
pour guerir cette maladie rebelle.

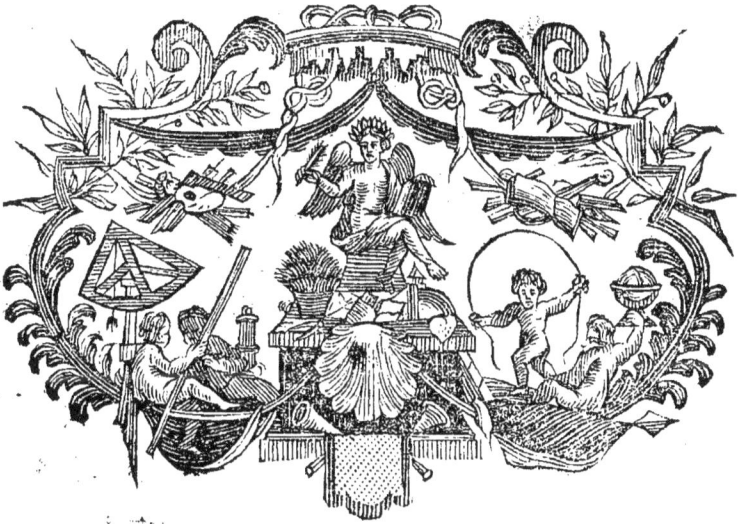

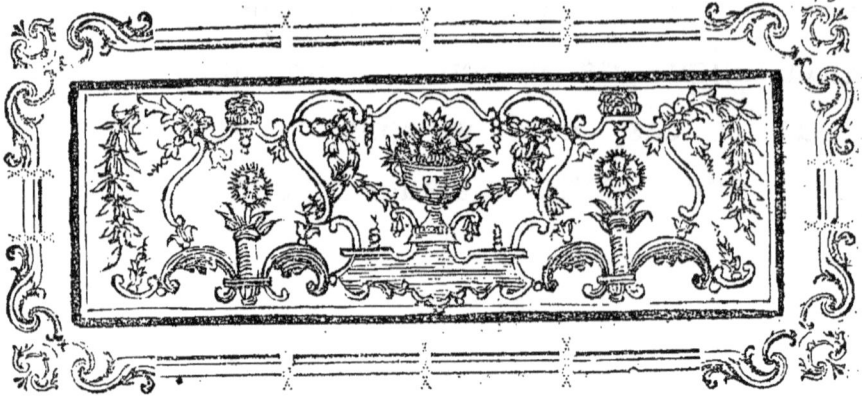

DES DRAGÉES
DE KEYSER.

SI, comme nous l'avons fait voir, les Dragées de M. Keyfer ne conviennent point dans certains cas, il en eft un grand nombre où elles méritent la préférence fur les autres préparations énergiques du mercure. Quelque peu prévenu qu'on foit en leur faveur, il faut convenir que cette préparation mercurielle eft bien plus énergique que toutes les autres, fi l'on en excepte le fublimé, qui étant plus actif, peut auffi produire de plus grands effets. Combien d'exoftofes & de caries, qui avoient réfifté aux frictions mercurielles,

& qui ont été détruites par les Dragées antivénériennes ? J'aſſure que j'ai toujours vu plus de
ſuccès des Dragées , que des frictions dans les
Véroles opiniâtres. Auſſi cette méthode me paroît préférable , dans un grand nombre des cas,
aux frictions mercurielles, & à beaucoup d'autres préparations de ce minéral ; & c'eſt avec
juſte raiſon qu'on en a introduit l'uſage dans
les Hôpitaux militaires, & qu'on l'a préférée,
pour le traitement de la Vérole, aux frictions,
puiſqu'elle réuſſit plus généralement. Mais comme
il eſt inévitablement des cas & des tempéramens
dans leſquels cette méthode doit ſe trouver inſuf-
fiſante, le Miniſtere auroit dû, ce ſemble, laiſſer
à la prudence des Médecins & Chirurgiens des
Hôpitaux, de ſe ſervir de toute autre méthode,
lorſque celle de M. Keyſer n'auroit pas le ſuccès qu'on eſt en droit d'en attendre dans
beaucoup des cas.

J'ai employé les Dragées ſur un grand nombre de Vérolés , & je pourrois rapporter en leur faveur plus de ſoixante obſervations, qui prouveroient leur efficacité. Je me
bornerai ſeulement , pour ne pas m'écarter de

mon plan, à en publier six qui prouvent leur utilité, dans des sujets infructueusement traités par les frictions & le sublimé.

Premiere Observation.

La Personne qui fait le sujet de cette observation, avoit une exostose vraie, située à l'angle de la machoire inférieure, qui subsistoit depuis environ deux ans, & un engorgement aux glandes des aînes. Elle avoit eu quelques mois avant cet engorgement, un grand nombre de chancres entassés les uns sur les autres, depuis la couronne du gland découvert de son prépuce & à demi rongé, jusqu'à l'entrée de l'ouverture du canal de l'urètre, ce qui formoit par sa figure une espece de triple couronne. Les frictions mercurielles administrées selon les regles de l'Art, ne produisirent aucun effet. J'en vins aux Dragées de Keyser, & c'est par leur moyen que le malade a été guéri de tous les symptomes mentionnés ci-dessus, dans l'espace de deux mois & quelques jours. L'exostose a été la derniere chose qui s'est dissipée, sans aucune application extérieure.

Seconde Observation.

Je fus appellé au mois d'Octobre 1763, pour voir une personne dont l'état étoit des plus tristes. La premiere chose qui s'offrit à ma vue, fut un poulain

très-confidérable, devenu fiftuleux, qui s'étendoit jufqu'à la marge de l'anus; & ce qu'il y avoit de plus
effrayant, étoit que le féjour que faifoit le pus, commençoit à corroder une des branches de l'artere cru-
rale au pli de l'aîne. Le gland étoit à découvert,
& il y avoit par deffus quinze ou feize mûres de la
groffeur d'une petite noifette chacune, dont la forme
avoit de la reffemblance à des petites truffes. Après
avoir préparé le malade, je le traitai par les frictions.
Ce remede continué pendant près de deux mois, ne
produifit aucun effet notable, ni en bien ni en mal,
quoique je fîs donner une friction tous les jours,
avec une dofe affez confidérable d'onguent. Voyant
le peu d'effet des frictions, je mis le malade à l'u-
fage des Dragées de Keyfer: il en prit pendant un
mois & demi, qui fuffit pour l'entiere guérifon. Les
Dragées furent aidées par les panfemens bien foignés.

Troifieme Obfervation.

Je traitai en 1764, un malade qui avoit plufieurs
chancres au gland, un bubon & un ulcere des plus
compliqués à la partie interne du nez. Je lui admi-
niftrai les frictions mercurielles, à l'aide defquelles le
poulain & le chancre fe guérirent, mais l'ulcere du
nez fubfifta, quoique je continuaffe l'ufage des frictions. Voyant leur peu d'effet à l'égard de l'ulcere,
je les fis difcontinuer, pour donner les Dragées de
Keyfer. Au bout de trois femaines qu'il eut ufé de
ce remede, il fe fit une exfoliation confidérable d'un

des os quarrés du nez. Une partie du vomer s'ex-
folia de même, ainsi qu'un des cornets du même
côté, qui tomba en petite portion. Enfin le malade
ayant fait usage un mois & demi des Dragées, fut
radicalement guéri.

Quatrieme Observation.

Un Négociant de cette Ville, se mit entre mes
mains pour le traiter de la Vérole, que dénotoient
un ulcere à côté de l'amygdale gauche, & une exostose très-considérable au Tibia. Je lui fis prendre le
sublimé corrosif, préparé selon la méthode de M.
Vansvieten. Le malade qui supportoit fort bien ce
remede, en prit pendant deux mois & demi, sans
qu'il s'apperçût d'aucune diminution dans les symptô-
mes. Je fis cesser l'usage du sublimé, & je lui fis prendre
les Dragées de Keyser. Il en prit pendant deux
mois, après lequel tems il fut totalement guéri.

Cinquieme Observation.

Une Dame de cette Province portoit depuis sept
ans un ulcere à la partie intérieure du nez, qui
avoit occasionné une carie au vomer, aux os quarrés
du nez, & à une très-grande partie de la machoire
supérieure : elle étoit en outre tourmentée d'un vo-
missement qui lui faisoit rejetter presque tous les alimens solides. Elle avoit été traitée trois fois sans succès par les frictions, qui n'avoient emporté qu'une

gonorrhée. Je lui fis prendre le fublimé, dont elle ufa pendant près de quatre mois, fans qu'il apparût le moindre foulagement. Je changai de remede, & je donnai à la malade les Dragées antivénériennes : je lui en fis ufer pendant un mois, fans qu'elles produififfent d'autre bon effet, que de diminuer le vomiffement. Cette Dame en ufa encore un mois & demi, & ce tems fuffit pour enlever totalèment la maladie. Il eft à obferver qu'après ce traitement, la malade a été entiérement guérie de fon vomiffement.

Sixieme Obfervation.

Une Demoifelle des environs de cette Ville, fe mit entre mes mains pour être guérie d'une Gonorrhée virulente, des puftules fur la poitrine, & des douleurs confidérables dans les articulations. Depuis près d'un an qu'elle avoit contracté ce mal, elle n'avoit fait aucun remede : elle étoit en outre tourmentée d'un vomiffement qui lui faifoit rejetter prefque tous les alimens. Je la traitai dabord par les frictions mercurielles, qui quoique ménagées felon les regles de l'Art, & continuées affez long-tems, ne produifirent d'autre effet que de calmer les douleurs nocturnes. Voyant leur peu de fuccès, je fis prendre à la malade les Dragées antivénériennes. Quinze jours après leur ufage, le vomiffement fut de beaucoup moindre : je les fis continuer encore un mois, au bout duquel tems tous les fymptomes véroliques eurent difparu. Il y a près de cinq ans de l'époque de cette guérifon, & depuis ce tems là malade n'a reffenti aucune atteinte de fes maux, & principalement de fon vomiffement.

DU

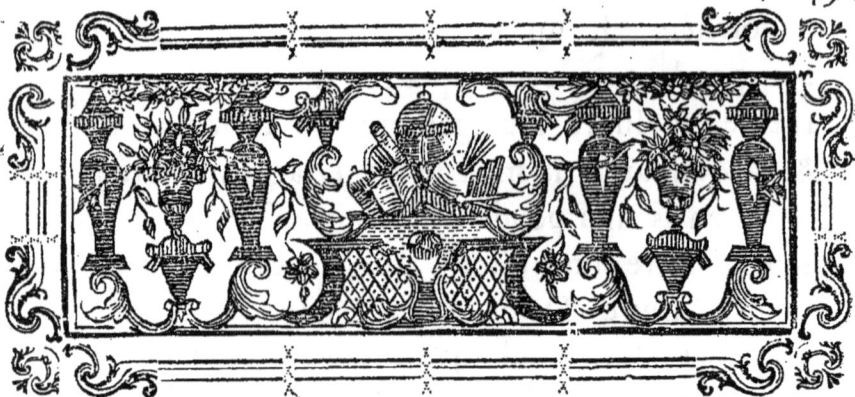

DU SUBLIMÉ
CORROSIF.

LE mercure sublimé corrosif, est de toutes les préparations mercurielles, celle
qui a souffert le plus de contradictions, dans
l'usage interne qu'on en a voulu faire pour guérir la Vérole. Placé dans la classe des poisons
les plus actifs, le sublimé a été long-tems banni
de la Médecine, dans cette fausse idée que
des poisons ne pouvoient point devenir des
médicamens. (*a*) Si quelques Médecins plus

_____

(*a*) Basile Valentin, Bonnet, Kenelme Dygbi, Blancard, Hoffmann,
Boerrhaave, &c.

G

courageux, tenterent de le faire prendre intérieurement pour guérir la Vérole , le peu
d'effet qu'ils en ont vu , & qu'on ne peut at-
tribuer qu'à la mauvaiſe adminiſtration du remede , le leur fit bientôt abandonner.

Ce ſera toujours le fort des remedes très-
actifs , d'être délaiſſés lorſque des Gens qui ont
le droit d'exercer la Médecine , ſans en avoir
les connoiſſances , s'ingéreront de les employer :
ils en verront néceſſairement des mauvais effets , parce qu'ils ignoreront les moyens de les
prévénir & de les diſſiper.

Le ſublimé tombé dans l'oubli , du moins
dans cette partie de l'Europe , (*a*) a été remis en uſage par M. le Baron de Van-ſwieten.
Cet habile Médecin , par les nombreuſes expériences qu'il en a fait faire dans les Hôpitaux
de Vienne , en a établi l'utilité ; & les obſervations qu'ont publiées les différens Médecins de

_____

(*a*) Les Moſcovites faiſoient uſage , dès le commencement de ce ſiécle,
du ſublimé dans les maladies vénériennes. *Voyez* les nouveaux Mémoires
ſur l'état préſent de la grande Ruſſie , *Tom.* 11 , imprimé en 1725 , à
Amſterdam.

l'Europe, ont achevé de diffiper les préjugés où l'on étoit fur cette préparation mercurielle.

Une des principales caufes des accidens funeftes qu'on en voyoit autrefois , doit être attribuée à la forme feche fous laquelle on le donnoit communément, ou quand on le faifoit prendre dans un liquide , à la petite quantité dans laquelle on le faifoit diffoudre.

La maniere de donner le fublimé diffous dans l'eau-de-vie ou l'efprit de vin, eft certainement bonne, mais il eft beaucoup de tempéramens qui ne s'en accommodent point. On a fait à la méthode de M. Van-fwieten quelque changement & des additions qui me paroiffent effentielles : on fait étendre dans la quantité de tifane que le malade doit prendre, la cueillerée d'efprit de froment ou d'eau-de-vie, dans laquelle il y a un quart de grain de fublimé en folution, ou bien on fait diffoudre dans une affez grande quantité d'eau le fublimé ; par ce moyen on évite fouvent l'irritation qu'occafionne ce remede fur certains Sujets , & les naufées & les vomiffemens qu'il procure fréquemment.

Plufieurs Médecins (*a*) ayant obfervé que ceux que le fublimé purgeoit guériffoient plutôt, ont, en fuivant l'indication de la nature, donné des purgatifs tous les 4 ou 5 jours.

Le fublimé agit fouvent par les fueurs. M. *Locher* cherche même à les produire, en faifant tenir les malades dans une chambre échauffée par un poële, jufqu'à ce qu'ils ayent fué abondamment, ce qui me paroît bien fatiguant pour les malades, nuifible en général, & inutile, puifqu'on peut guérir avec le fublimé fans cette évacuation. Il eft néanmoins quelques cas dont on n'obtient point la guérifon avec le fublimé, & que ce remede diffipe, lorfqu'on y joint l'ufage des fudorifiques.

Le fublimé, pour être bien adminiftré, demande des gens intelligens, & qui veillent de près à l'action du remede ; cette préparation mercurielle étant une fubftance des plus actives, & dont une très-legere dofe peut produire des

---

[*a*] *De Hæn. ratio medendi.* P. 2, pag. 175.

Vid. Locher, *obfervat. practicæ circa luem veneream.* &c. *Viennæ Auftriæ*, 1762.

grands maux. Ce remede opére des cures furprenantes, qu'on ne peut pas obtenir avec d'autres préparations du mercure. Je vais rapporter les principales obfervations que j'ai eu occafion de faire dans ma pratique.

Premiere Obfervation.

Une Dame des environs de cette Ville, fut traitée il y a douze ans de la Vérole que fon mari lui avoit donnée. On employa la méthode des frictions par la falivation, & le traitement fut infructueux. Un Médecin habile qu'elle confulta deux ans après fur fon état, lui confeilla de nouveau de fe foumettre à un traitement régulier, & en confeillant la méthode des frictions, il avertit de prendre un milieu entre la méthode de traiter par extinction, où par une falivation'abondante, & de s'attacher à produire à plufieurs reprifes un flux de bouche modéré, que les gens de l'Art ont toujours regardé comme un effet néceffaire de l'action du Mercure fur le virus vérolique. Ce traitement que la malade pratiqua, fut fuivi d'un fuccès heureux ; les fymptomes vénériens difparurent , & la bonne fanté dont elle jouit pendant cinq ans, ne laiffa aucun doute fur la guérifon entiere. Le mari de cette Dame continuant à mener la même vie, elle ne tarda pas à être de nouveau attaquée de la Vérole, qui fe ma-

nifeſta par une gonorrhée virulente, un poulain à l'aîne
gauche, & des douleurs dans les os. Les frictions mercurielles que j'adminiſtrai avec le plus grand ſoin,
dabord en procurant un flux de bouche leger, & enſuite par extinction, n'eurent aucun ſuccès : le bubon
s'endurciſſoit & prenoit la tournure d'un Skirre, & la
gonorrhée étoit toujours virulente. J'ordonnai à la
malade de prendre le ſublimé, dont je donnai dabord
un huitieme de grain diſſous dans l'eau de fontaine,
& enſuite un quart de grain par jour, ayant ſoin de
faire prendre dans la journée abondamment de la ti-
ſane adouciſſante. Le ſublimé continué pendant deux
mois & quelques jours, fit ceſſer la gonorrhée & les
douleurs dans les os, & le bubon qui ménaçoit de
devenir Skirreux, ſe diſſipa peu à peu par la réſolution.

Seconde Obſervation.

En 1766, un garçon Menuiſier ſe mit entre mes
mains pour le traiter d'un cancer vérolique à la levre
ſupérieure, avec carie de partie de la machoire ſupérieure. Ce jeune-homme, qui avoit été ſoldat, avoit
ſubi trois ans auparavant un traitement régulier par les
frictions dans l'Hôpital militaire de Perpignan : je le
mis à l'uſage du ſublimé, diſſous dans une grande
quantité d'eau de fontaine, dont je donnois dabord
un huitieme de grain, & enſuite un quart de grain
par jour : le traitement fut très-long ; il dura près

de fix mois. Il fe fit une féparation des os cariés ; le cancer diminua peu à peu , & tous les fymptomes furent totalement diffipés. Le malade jouit depuis, pendant deux ans qu'il refta en cette Ville , d'une bonne fanté.

Troifieme Obfervation.

Un Gentil-homme du Rouffillon, avoit été traité deux fois à Montpellier par les frictions mercurielles, fans que ce remede eût pu détruire des puftules que le malade portoit fur le front & à la poitrine, & une exoftofe très-petite fur la premiere phalange du petit doigt de la main gauche. Je lui ordonnai le fublimé , ainfi que j'ai coûtume de le prefcrire dans de l'eau , & à la dofe d'un huitieme de grain & d'un quart de grain dans la fuite du traitement. Ce remede diffipa tous les fymptomes ci-deffus mentionnés , après deux mois que le malade en eut fait ufage.

Quatrieme Obfervation.

Le fils d'un Négociant de Barcelone , vint à Narbonne pour fe faire traiter de la Vérole, qui fe manifeftoit par un bubon devenu fiftuleux, & des chancres entaffés fur le gland. Il étoit d'une maigreur extrême, & il avoit une petite fievre qui le confumoit. Avant de l'affujettir à un traitement regulier, je prescrivis des remedes appropriés à son état, & j'eus soin de panser méthodiquement l'ulcere fistuleux. Le malade reprit bientôt de l'embonpoint : je le mis dès-lors à l'usage des bains tiedes qu'il prit pendant long-tems, & je lui administrai ensuite les frictions mercurielles, ayant soin d'éviter toute salivation, sans toutefois employer à cet effet les purgatifs. Les frictions continuées pendant près de deux mois, & les pansemens méthodiques, parurent avoir guéri radicalement le malade. Les chancres furent détruits, l'ulcere se cicatrisa, & la bonne santé dont il jouit bientôt, semblerent confirmer la certitude de la guérison. Six mois après qu'il fut de retour chez lui, il me manda que sans s'être exposé à prendre du mal vénérien, son ulcere s'étoit rouvert, & qu'il maigrissoit à vue d'œil. Je lui écrivis de faire usage des bains tiedes pendant quelque tems, de panser l'ulcere avec une dissolution de sublimé, faite dans la décoction des bois sudorifiques, & de prendre intérieurement le sublimé dissous dans l'eau, à la dose que j'ai coûtume de le donner. Ce nouveau traitement qui fut fait sous les yeux d'un Chirurgien espagnol, entendu, eut tout le succès possible. Le malade n'a eu depuis aucune atteinte de son mal, ainsi qu'il m'a fait l'honneur de me l'écrire il y a six mois, & sept ans après sa guérison.

CINQUIEME

Cinquieme Obſervation.

Un jeune-homme de la Province, ſe confia à moi pour le guérir de la Vérole, pour laquelle il venoit de ſubir un traitement par les frictions, ſous les yeux d'un Chirurgien de ſa Ville. Ce jeune-homme avoit un bubon très-dur à l'aîne droite, & une gonorrhée qui paroiſſoit n'être plus virulente. Je le mis à l'uſage du ſublimé diſſous dans l'eau de fontaine, & je le purgai tous les 4 jours avec le purgatif dont ſe ſert en pareil cas M. de Haën. (*a*) Le malade n'eut pas fait uſage un mois du ſublimé, que la gonorrhée ceſſa de couler, & que le bubon, après avoir diminué peu à peu de volume, fut totalement diſſipé par la réſolution.

Les obſervations que nous venons de rapporter en faveur du ſublimé corroſif, qui a réuſſi dans des cas où le mercure adminiſtré ſous la forme d'onguent avoit été inſuffiſant, nous engagent à faire quelques réflexions ſur la mé-

---

(*a*) Quand le mal eſt opiniâtre, je purge tous les 4 jours le matin le malade, avec cinq pilules compoſées de dix grains d'extrait de catofticum, cinq grains de ſcammonée, cinq grains de réſine de jalap, & la quantité ſuffiſante d'eſprit-de-vin, pour faire cinq pilules. *De Haën, ratio medendi. Pars altera.* P. 175.

H

thode de traiter la Vérole par les frictions mercurielles. On voit par la premiere obfervation,
que le malade qui en fait le fujet, après avoir
été infructueufement traité par les frictions, en
excitant la falivation, a été néanmoins guéri
en procurant un flux de bouche léger, modéré
& à plufieurs reprifes. La falivation n'eft donc
pas toujours inutile, comme le prétendent les
Sectateurs décidés de la méthode par extinction,
puifqu'il eft néceffaire de l'exciter dans quelques
cas, pour obtenir une guérifon complette. Les
effets funeftes que produit une falivation trop
abondante, a fait adopter prefque exclufive-
ment, la méthode par extinction. On ne peut dif-
convenir que cette derniere méthode ne foit utile,
fouvent fuffifante., & prefque toujours préférable
à celle de la falivation : mais par la même qu'on
eft rarement fûr par cette méthode d'une guérifon radicale, & qu'il eft très-ordinaire de n'en
obtenir que de palliative, & que même les
plus grands maîtres ont infifté fur la néceffité
de la falivation, ne peut-on pas, fans donner
dans l'excès de l'une & l'autre méthode, pren-

dre un milieu qui paroît avoir été apperçu par d'habiles Médecins ; fe contenter d'exciter à plufieurs reprifes, une falivation légere, qui de toutes les marques eft la plus certaine de l'action du mercure fur le virus vénérien, fans s'attacher à détourner le mercure par des purgatifs, & empêcher par - là fon action ? On évitera ainfi les inconvéniens de la falivation abondante, qui en affoibliffant les vaiffeaux, eft plus propre à faciliter le dévéloppement du virus vénérien, comme le démontre l'obfervation ; & on aura plus de certitude de la guérifon, que par la méthode par extinction, qui plus fouvent qu'on ne le penfe, n'a qu'un effet palliatif.

Tout ceci doit s'entendre en général, car il eft bien de Sujets fur qui le mercure ne produit point la moindre falivation, & d'autres qui ne peuvent la fupporter, quelque modérée qu'elle foit, & qui toutefois guériffent radicalement, par la méthode d'adminiftrer les frictions par extinction.

A l'égard du fublimé, j'ai été témoin fur les Sujets de la premiere & cinquieme obfervation, que les bubons, ainſi que l'a obſervé M. Storck, (*a*) à Vienne, ont été entiérement réſous par l'uſage de cet antivénérien ; ce qui eſt contraire à ce que certaines gens diſent avoir obſervé en France. (*b*)

(*a*) Storck , *annus Medicus ſecundus* , P. 222.

[*b*] *Voyez* le parallele des différentes méthodes de traiter la maladie vénérienne , *P.* 167.

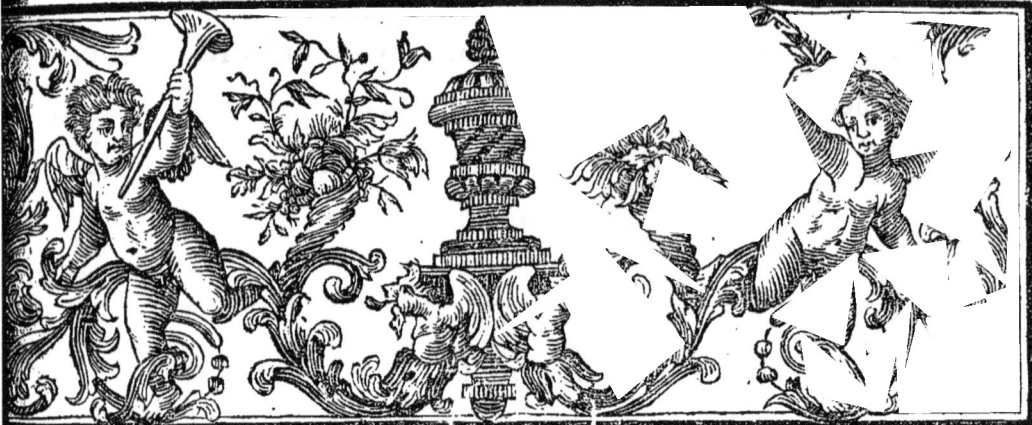

DES LAVEMENS

MERCURIELS.

SI une préparation unique du mercure ne peut suffire dans tous les cas, pour le traitement de la maladie vénérienne, & qu'il faille souvent remplacer une préparation par une autre, comme l'observation le fait voir, en offrant au Public une nouvelle maniere de traiter cette maladie par des Lavemens mercuriels, j'augmente tout au moins le nombre des secours auxquels on peut recourir, lorsque les traitemens ordinaires sont insuffisans. Mais, si comme je me

flatte de le démontrer, ma méthode en ayant autant d'efficacité que toutes celles qu'on employe,
n'a aucun de leurs inconvéniens, il s'en suivra
conféquemment qu'elle mérite par cela même,
une préférence générale.

L'ufage de mes lavemens mercuriels, n'eft
fuivi d'aucun des mauvais effets que l'on voit
arriver fréquemment, pendant qu'on admi-
niftre les différentes méthodes connues. Bien
loin d'affoiblir & d'exténuer le corps, comme
font les fudorifiques, on acquiert de l'embonpoint pendant leur ufage, & l'appétit devient
meilleur. Les frictions demandent prefque toujours d'être précédées par la faignée, la purga-
tion & les bains, & ma méthode n'exige en
général aucune de ces préparations. Les frictions font fouvent faliver, quelque précaution
que l'on prenne, & la falivation entraîne fouvent des effets funeftes. Cet inconvénient leur
eft commun avec les Dragées de Keyfer; &
de tous ceux que j'ai traités, il n'en eft qu'un
feul en qui l'ufage de mes Lavemens a produit
une légere élévation des gencives, avec un pe-

tit crachotement. Le fublimé lâche le ventre, ou produit des fueurs copieufes : mon remede n'agit qu'en produifant un flux d'urine qui, de toutes les excrétions, eft la moins fatiguante. Mes malades, pendant leur traitement, fortent & vaquent à leurs affaires, à moins qu'auparavant ils ne fuffent dans l'impoffibilité d'agir ; & toutes les méthodes connues , obligent prefque toujours à garder la chambre , & par l'affoibliffement où elles mettent le corps , le rendent prefque incapable d'action. On évite par l'ufage de mes Lavemens, les dégoûts, les naufées , les pefanteurs d'eftomac , les douleurs d'entrailles, & quelque fois les vomiffemens que produit affez fouvent l'ufage interne des préparations mercurielles.

Mais, dira-t-on, un remede fi peu fatiguant, fi aifé à adminiftrer, & qui agit d'une maniere fi douce , peut-il produire effectivement les bons effets qu'on en annonce, & mérite-t-il qu'on le regarde comme auffi efficace contre les maux vénériens, que les principales préparations mercurielles ? C'eft à l'expérience à prouver fon efficacité, & je me flatte que les obſervations que je vais rapporter, prouveront invincible-ment en ſa faveur.

Je ne crois pas devoir paſſer ſous-ſilence, que bien de perſonnes qui ont pu entendre dire que M. Royer, Chirurgien Aide-Major des Armées du Roi, a publié une méthode de trai-ter les maladies vénériennes par des Lavemens mercuriels, ne penſent que je donne comme à moi, un découverte qui appartient à M. Royer; mais pour peu qu'on faſſe attention, on verra qu'il n'y a de commun entre ſa méthode & la mienne, que la voye dont nous nous ſervons pour faire parvenir le mercure dans le corps. Nos préparations mercurielles différent eſſentiel-lement. C'eſt avec une liqueur mercurielle, que M. Royer prépare ſes lavemens; & mon re-mede que j'appelle Sel mercuriel, eſt une pou-dre compoſée avec le mercure & d'autres ſub-ſtances, qui unies enſemble, & réduites en poudre impalpable, deviennent ſoluble dans l'eau. Ce ſera à l'obſervation à faire voir laquelle des deux préparations eſt la plus énergique.

ADM.

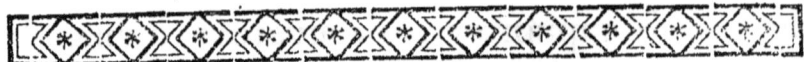

ADMINISTRATION
DU REMEDE.

LA méthode d'adminiftrer mon remede eft
très - fimple & très - aifée. Je fais donner en premier lieu un Lavement d'eau tiede, pour éva-
cuer les matieres contenues dans les gros inteftins, ce qui facilite l'action du fecond qui eft
mercuriel, & empêche les malades de le rendre.
Je fais donner enfuite le Lavement mercuriel,
qu'on prépare en faifant bouillir pendant un demi quart d'heure une prife de la poudre mercurielle dans la quantité d'eau néceffaire pour
remplir la feringue. En hiver, les malades prennent les Lavemens tiedes, & pendant l'Été à
témpérature de l'air. Il eft effentiel que le fecond Lavement foit gardé, & pour cet effet
le malade doit refter demi - heure affis, avant
que de fortir pour vaquer à fes affaires. Dans
les traitemens ordinaires, les malades prennent
deux Lavemens par jour; le premier, le ma-

I

tin à jeun ; le fecond, l'après midi, lorfque la digeftion du diner eft faite. Lorfque le mal eft grave , & que la fievre eft de la partie, je ne donne pour toute nourriture à mes malades, que la crême de ris de quatre en quatre heures ; mais lorfqu'ils font fans fievre , j'ai obfervé qu'il ne réfultoit aucun inconvénient de les laiffer manger , même peu de temps après avoir pris le Lavement. La dofe de mon remede eft plus ou moins forte , fuivant les âges ; néanmoins comme fon action eft douce , je ne fais que deux fortes de paquets , les uns d'une drachme , les autres de deux drachmes : on fe fert des premiers, jufqu'à l'âge de 12 à 14 ans. J'obferve feulement de ne donner qu'un Lavement par jour aux enfans, jufqu'à l'âge de quatre ans ; de cet âge, à celui de douze à quatorze , j'en fais prendre deux , à moins que le tempérament ne foit extrêmement foible : les paquets de deux drachmes fervent pour les autres âges. Les perfonnes robuftes , & qui ont une Vérole opiniâtre , fi elles ne veulent point s'affujettir à prendre trois Lavemens par jour , on peut leur donner dans deux Lavemens la dofe qu'elles prendroient dans trois. On trouvera chez moi, & dans les Bureaux que je me propofe d'établir dans les principales Villes, des paquets contenant les deux différentes dofes, & on n'aura qu'à demander une boëte de la poudre mercurielle, pour des enfans ou pour des adultes. Chaque boëte contiendra cent paquets, qui font la quantité néceffaire pour un traitement principal. Je ne me fers point de dofes plus petites pour les femmes, les plus foibles fupportant mon remede fans aucun inconvénient.

Les faignées, les bains, les purgatifs qu'on a coûtume d'adminiftrer avant de donner les préparations mercurielles, ne font prefque jamais néceffaires aux malades qui fe font traiter par mes Lavemens. De tous ceux que j'ai guéris, il n'eft furvenu qu'à un feul, une légere élévation des gencives, avec un petit crachotement. Mon remede agiffant avec beaucoup de douceur, n'excitant point de falivation ni des fueurs, la faignée devient inutile; à moins qu'il n'y ait complication des maux. Les purgatifs

ne font pas plus utiles , à moins qu'avant de
commencer le traitement , le malade né fe plaigne
des naufées , des pefanteurs d'eftomac , & qu'il
y ait des fignes évidens de putridité dans les
premieres voyes. Sans donner l'exclufion aux
bains , je n'y foumets pas d'ordinaire mes malades, à moins que le mal ne foit accompagné
de quelque fymptome cutané : mes Lavemens
font un bain intérieur , journellement répéré.
On peut fans crainte adminiftrer mon remede
aux femmes groffes ; on n'en verra aucun inconvénient. J'en fufpends l'ufage chez le Sexe ,
pendant l'écoulement des regles.

Pour obtenir de mon remede les avantages
que j'en promets , il faut , je le répéte , que l'on
retienne mes Lavemens mercuriels , pour qu'ils
foient pompés par les vaiffeaux abforbans des
inteftins , & de - là portés dans le torrent de la
circulation. Mon remede agit manifeftement par
la voye des urines. Cette voye que prend le
virus vénérien , n'eft point inconnue à certains
Praticiens obfervateurs. (*a*)

_____

[*a*] *Gmelini* , *Valfava* Profeffeur d'Anatomie , *Bromfield* , &c. ont

Je puis affurer avec la plus grande fincérité, que de tous les malades à qui j'ai fait ufer de mon remede, il n'en eft aucun qui n'ait été guéri radicalement : mais malgré des fuccès fi flatteurs, je fuis bien éloigné d'annoncer ma méthode comme exclufive ; il fe trouvera des cas où elle fera infuffifante, & que d'autres préparations mercurielles guériront : mais il fuffit que fans avoir les inconvéniens des méthodes connues, elle en ait tous les avantages, pour qu'on la mette premierement en ufage, par préférence aux autres préparations de mercure, auxquelles on pourra recourir, lorfque mon remede manquera d'efficacité.

C'eft par mes Lavemens mercuriels, remede fi fimple & fi aifé, qu'on a vu avec étonnement mes malades, après en avoir ufé quelques jours, fentir diminuer leurs fouffrances ; leur eftomac qui n'a point été affadi & relâché par

---

fouvent vu que le mercure n'avoit qu'un effet diuretique. Les Médecins & Chirurgiens Anglois, qui ont employé le fublimé corrofif, ont fouvent remarqué que le virus s'écouloit par la voye des urines. *Voyez* le Mémoire de M. *le Begue de Prefle*, pour fervir à l'ufage interne du fublimé corrofif.

des boiffons aqueufes & dégoutantes, reprendre
bientôt fon ton naturel, & leur appétit augmenter à un tel point, que la diete auroit été pour
eux un efpece de fupplice. Auffi a-t-on vu
des malades abandonnés comme incurables, après
avoir long - tems imploré le fecours de l'Art,
mais l'Art infuffifant ne leur ayant prodigué
qu'une compaffion inutile, fe mettre avec confiance entre mes mains, & dans peu de tems
reprendre leur premiere force & leur embonpoint ; de telle forte qu'ils le difputent aujour-
d'hui en vigueur & en fanté, aux plus robuftes & aux mieux conftitués de nos Habitans.

Ces guérifons opérées fous les yeux de Meffieurs les Médecins & Chirurgiens de cette Ville,
font le meilleur argument qu'on puiffe former
en faveur de ma nouvelle méthode. Un pareil
témoignage ne fauroit être fufpeét. Je ne crois
pas que le Public le récufe.

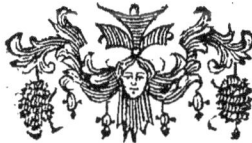

OBSERVATIONS.

LOrſque je me fus aſſuré par des expériences réitérées de l'efficacité de mon remede, je
cherchai à en conſtater la vertu par des cures
authentiques, faites ſous les yeux des Maîtres
de l'Art, & des perſonnes les plus judicieuſes
de la Ville. Pour cet effet, je préſentai à Meſſieurs les Conſuls un Mémoire imprimé, par
lequel j'offris de traiter ſous leurs yeux & ſous
ceux des gens de l'Art, les malades attaqués
des maladies vénériennes qu'ils voudroient m'in-
diquer : c'eſt en conſéquence de ces offres, que
M M. les Conſuls me chargerent de traiter le
Sr. . . . Maréchal de Logis du Régiment de
Languedoc, Dragons, ainſi que pluſieurs autres
malades que j'ai traités : après en avoir fait conſtater l'état par pluſieurs Médecins & Chirurgiens
de cette Ville, le ſuccès fut complet, & ces
malades qui étoient regardés comme déſeſpérés,

ont été radicalement guéris , au grand étonnement de tout le monde.

Convaincu de plus en plus de l'utilité de mon remede , j'ai cru devoir le rendre public. J'ai raſſemblé mes obſervations ſur mon nouveau remede , & j'y ai joint celles que j'avois eu occaſion de faire , en employant d'autres préparations de mercure. Ces obſervations réunies , forment ce petit ouvrage que j'ai préſenté à Meſſieurs les Conſuls , qui ont nommé , pour l'examiner , M M. Gillabert & Solier , Docteurs en Médecine ; & ſur leur rapport , le Conſeil de Ville ayant égard aux conclusions de M. d'Augier , Procureur du Roi , a délibéré de faire imprimer mon ouvrage , aux frais & dépens de la Communauté.

Premiere Obſervation.

Nous ſouſſignés , Docteurs en Médecine de la Faculté de Montpellier , & Maîtres en Chirurgie de la Ville de Narbonne , appellés en Conſultation par Meſſieurs les Conſuls de ladite Ville , à l'effet de vérifier & conſtater la maladie du ſieur * * * ci - devant

Maréchal

Maréchal de Logis au Régiment de Languedoc, âgé d'environ trente ans ; & en conféquence nous étant tranfportés ce jourd'hui, vingtieme du mois de Juin 1769, fur les neuf heures du matin, dans la maifon dudit malade, fituée au Bourg de cette Ville, l'aurions trouvé détenu dans fon lit, pâle, défait, exténué, avec une fievre lente, qui caractérife le marafme, & qui le met à deux doigts de fa perte.

Et après l'avoir interrogé depuis quel tems il étoit dans cet état, il nous auroit répondu être depuis dix-fept mois dans fon lit ; que fa maladie eft la fuite de deux chaude - pilfes, d'un chancre fitué au gland, & d'un poulain ; que s'étant adreflé à différens Chirurgiens de cette Ville, ils auroient convenu unanimément qu'il avoit tous les fymptomes d'une Vérole bien caractérifée ; qu'en conféquence il fe feroit remis entre les mains d'un Maître en Chirurgie de cette Ville, qui l'auroit traité infructueufement jufqu'à ce jourd'hui par les frictions mercurielles, & par les antivénériens internes ; que fon mal bien loin de diminuer, n'auroit fait que s'accroître ; qu'à la fuite de plufieurs opérations douloureufes qu'on lui avoit fait fouffrir, il lui feroit furvenu deux fiftules, l'une au bas ventre, & l'autre au periné.

Oui : le rapport du fufdit, aurions procédé de fuite à la vérification exacte dudit malade, & aurions trouvé qu'il avoit tous les fignes caractériftiques d'une Vérole compliquée, avec deux fiftules & un décolement des tégumens. La premiere fiftule qui eft fituée à la

K

région hypogaftrique , qui s'étend depuis une aîne
jufqu'à l'autre , doit être regardée comme complette ,
le fieur Ferrand Maître en Chirurgie, ayant fait tra.
verfer la fonde d'un finus à l'autre : la feconde qui eft
fituée au périné , eft borgne. De l'une & de l'autre
de ces fiftules , il en découle une grande quantité de
matieres acres & icoreufes , qui nous font préjuger
avec fondement , que les os pubis pourroient être
ou cariés , ou notablement affectés ; qu'il doit y avoir
différens clapiers , qui pourroient occafionner plufieurs
autres fiftules , & qui ont produit le décolement des
tégumens. Tous ces fymptomes réunis avec une fievre
qui mine lentement le malade , nous annoncent qu'il
eft dans un état de marafme; que la nature de fon
fang eft entiérement appauvrie ; qu'il eft infecté du
virus vénérien , & qu'il touche prefque à fon dernier
période. A Narbonne , le jour & an que deffus.
Signés , RASIMBAUD , GILLABERT , PECH , FERRIER,
Docteurs en Médecine. FERRAND , ALIBERT , BRAGARD ,
ROQUEYROL , *Maîtres en Chirurgie.*

Le 21 Juin , je commençai à traiter ledit fieur. . . .
Il me parut dabord effentiel de changer de méthode
dans le panfement des fiftules , & de prefcrire un nouveau genre de vie. Pour le panfement de la fiftule
complette , fituée à l'hypogaftre , dont les ouvertures
ou finus répondoient aux aînes , je me fervois des bougies douces de ma compofition , que j'avois foin de

renouveller à chaque panfement ; & avant de les introduire , je pratiquois des injections avec l'huile d'hipericum , & un fixieme de baume vert : je panfois de même la fiftule du périné. Trois femaines ne fe furent point écoulées , que les tégumens furent collés ; que l'ouverture de la fiftule du côté gauche , ainfi que celle du périné , fut totalement confolidée : celle du côté droit a refté à fe fermer environ un mois & demi. Depuis le premier jour du traitement , le malade a pris affidument deux de mes Lavemens mercuriels par jour , un à fon lever , & l'autre vers les fix heures du foir ; ils ont été continués pendant deux mois. A l'égard du régime , le malade n'a pris d'autre nourriture pendant fix femaines , que de la crême de ris , donnée de 4 en 4 heures. Mais la fievre l'ayant quitté , & fe fentant de l'appétit , je lui accordai un potage à midi , avec un peu de la viande blanche. Le matin il prenóit un peu de lait de chevre, qui fut remplacé par celui d'aneffe , dont il ufa pendant un mois. Le malade ne tarda pas à reprendre des forces & de l'embonpoint ; il jouit dans ce moment - ci de la fanté la plus parfaite , ainfi qu'il confte par le certificat fuivant.

Nous fouffignés , Docteurs en Médecine de l'Univerfité de Montpellier , déclarons & certifions que le fieur * * * * nous a été repréfenté par M. Ferrand , Maître en Chirurgie , après avoir fubi fon traitement, qui a eu tout le fuccès qu'on pouvoit en efpérer, le malade ayant repris fes forces, fes chairs & les fiftules étant entiéremement confolidées. En foi de ce, nous lui avons délivré le préfent certificat. A Narbonne, ce 19 Décembre 1769. *Signés*, RASIMBAUD, GILLABERT, PECH, FERRIER.

Seconde Obfervation.

Je fus prié le 12 du mois de Novembre 1769, de voir la femme de * * * & l'ayant exactement vifitée, je trouvai plufieurs ulceres fiftuleux au bras droit, dont l'un placé à la partie fupérieure du bras, près de l'articulation avec l'épaule; un autre ulcere fiftuleux à la partie moderne interne du bras, & un troifieme ulcere fiftuleux, placé directement fur le coude. Il fe portoit environ deux pouces dans la partie interne. Je m'apperçus enfuite de deux grands ulceres fiftuleux, placés à la partie moyenne & poftérieure de la poitrine, entre la cinquieme & fixieme des vraies cotes, à deux travers de doigt de l'épine du côté gauche. Il y avoit environ un an & demi, qu'on avoit fait l'ouverture d'une tumeur qui étoit furvenue à cette partie, laquelle avoit donné vraifemblablement occafion aux finus fiftuleux, que je reconnus après avoir fait plufieurs injections à un des finus, lefquelles injections fortirent par differentes ouvertures qui communiquoient les unes aux autres. J'introduifis enfuite une de mes bougies, dont je me fers pour les carnofités du canal de l'urêtre : elle pénétra du côté des párties latérales des cotes , & dans le corps des mufcles , environ fix pouces , & cinq pouces à la partie fupérieure , à deux doigts de l'épine. Je fis des nouvelles injections qui fortirent en arrofoir par différens finus. Avant que de rien entreprendre , je fus rendre compte de l'état de la malade à un monfieur de cette Ville, qui m'avoit prié de la voir. Je le preffai vivement de trouver bon que je fis appeller en confultation plufieurs Médecins & Chirurgiens de cette Ville, pour conftater l'état de la malade & juftifier ma conduite , en cas de quelque événement funefte, auquel on avoit trop de raifon de s'attendre, vû que la malade avoit une fievre lente qui la confumoit , & une pefanteur de cette partie , qui me faifoit craindre un épanchement de matieres fur le diaphragme. Nous nous affemblâmes le 14 Novembre, M M. Rafimbaud, Gillabert & Pech, Docteurs en Médecine, & M M. Peyras & Calmette, Maîtres en Chirurgie. Après avoir examiné la malade & fondé les fiftules, elle nous apprit que fa maladie datoit de deux ans & demi ; que les ulceres qu'elle avoit fur fon corps , lui étoient furvenus environ un mois & demi après qu'elle eut commencé à nourrir un petit enfant, lequel étoit couvert d'ulceres en différentes parties du corps , fur - tout principalement aux feffes, aux bourfes , au périné & à l'anus ; qu'un de fes enfans qu'elle voulut allaiter , après avoir quitté celui qu'on lui avoit remis , fut bientôt couvert en différens endroits de ſon corps , comme à la bouche , aux levres, au vagin, au périné & à l'anus , des puſ-tules grandes comme la main , & qu'ayant appellé un Chirurgien de la Ville , ce Chirurgien lui avoit ad-miniſtré , il y avoit un an & demi , les frictions mer-curielles , & lui avoit fait uſer des bols mercuriels ; que ce traitement bien loin de l'avoir ſoulagée , l'a-voit réduite dans un état plus déplorable , puiſque dès ce moment elle avoit perdu entiérement l'appétit & le ſommeil ; que ſes douleurs nocturnes s'étoient reveil-lées avec plus de force, & que la fievre ne la quit-toit point.

Dabord , en commençant ce traitement, je preſcri-vis à la malade pour toute nourriture , la crême de ris de quatre en quatre heures. Je panſai les playes ſelon les regles de l'Art. Je conſolidai les fiſtules avec mes bougies, qui ont pour cet effet une vertu mer-veilleuſe , ſans être obligé d'en venir à des opérations très-douloureuſes & très - critiques. Elle prenoit en mê-me tems deux Lavemens mercuriels par jour.

Je pourrois étendre à l'infini cette obſervation , ſi j'entrois dans le détail de toutes les manœuvres que j'ai été obligé de ptatiquer , pour guérir les puſtules & les ulceres. Je puis dire que le corps de cette femme étoit une playe univerſelle , qui repandoit une odeur ſi fœtide , que la malade elle-même pouvoit à peine en ſou-tenir l'infection. Elle a été parfaitement guérie dans l'efpace de trois mois, & elle a joui pendant plus d'un an d'une fanté parfaite ; mais ayant voulu vivre avec fon mari, qui n'a jamais voulu fe foumettre à un traitement méthodique, elle a repris, à ce qu'on dit, la Vérole, quoique à un degré moindre.

Troifieme Obfervation.

Une femme enceinte de huit mois & demi, s'adreffa à moi pour être traitée de la Vérole. Je la vifitai, & je lui trouvai le ventre couvert d'un nombre infini de condilomes & de puftules, ainfi que les aînes. Elle portoit des chancres entaffés aux parties externes & internes du vagin, des puftules jaunâtres & fuppurées au périné & autour de l'anus. En outre elle en avoit une qui occupoit toute la partie de la tête, & qui s'étendoit, poftérieurement, jufqu'à la nuque ; latéralement, jufques aux oreilles ; & antérieurement, jufques aux finus frontaux. Tout fon corps exaloit une odeur fi fœtide, qu'il n'étoit pas poffible de l'approcher, fans fe fentir foulever le cœur.

La malade fe trouvant très-avancée dans fa groffeffe, je crus convenable de différer à lui adminiftrer mon remede jufques après fon accouchement, qui arriva quelques jours après. L'enfant qu'elle mit au monde ne vécut qu'une heure, & peu de tems après fa mort, les tégumens des différentes parties du corps, fe détacherent & tomberent par lambeaux.

A peine fut-elle relevée de ſes couches , que je
lui adminiſtrai mes Lavemens mercuriels , ayant ſoin
de panſer réguliérement ſes playes. Mon remede continué pendant trois mois , la retablit parfaitement.

Quatrieme Obſervation.

Un Garçon Perruquier , âgé de 24 ans , ayant ſubi ,
ſans aucun ſuccès , un traitement méthodique par les
frictions mercurielles , ſe mit entre mes mains pour être
de nouveau traité ſelon ma nouvelle méthode. Il avoit
une gonorrhée qui fourniſſoit une matiere verdâtre ,
le gland & le prépuce étoient garnis de chancres. Il
étoit en outre attaqué de la retention d'urine , occa-
ſionnée par des ulceres calleux , ſitnés au verumontanum
& à la foſſe naricalaire. Je le mis à l'uſage de mes
Lavemens antivénériens & de mes bougies. Dans
l'eſpace de ſix ſemaines , il fut parfaitement guéri de
l'un & l'autre mal.

Cinquieme Obſervation.

Un Officier Eſpagnol , du Régiment de Bruxelles ,
ayant entendu parler du ſuccès de ma nouvelle méthode de traiter les maladies vénériennes , paſſa en
France au commencement du mois d'Août 1769. Il
me pria de vouloir le traiter de la Vérole. Sa verge
étoit

étoit très-mutilée, n'ayant point de prépuce : la couronne du gland étoit un entaffement de poireaux : il avoit une fiftule borgne à la marge de l'anus, autour de laquelle étoient des puftules & des crêtes. En outre le canal de l'urêtre étoit tapiffé de carnofités, qui occafionnoient des rétentions d'urine très-fréquentes. Je traitai les carnofités par mes bougies, & j'employai les fecours connus pour détruire les poireaux & les crêtes. Je le mis enfuite à l'ufage de mes Lavemens mercuriels. A l'égard de la fiftule, elle fut panfée avec des bougies dont je me fers ordinairement. Ce traitement dura fix femaines.

Sixieme Obfervation.

Un noble Efpagnol, âgé de trente deux ans, eut recours à moi pour le guérir des fuites de plufieurs maladies vénériennes, qui avoient fait chez lui des progrès fi rapides, qu'il étoit fur le point de périr, s'il n'eût été promptement fecouru. Sa verge & le gland étoient entiérement mutilés; l'ouverture de l'urêtre étoit bouchée en dedans jufqu'à deux pouces & demi de fon entrée; le prépuce & le frein étoient tombés en pourriture. J'apperçus un trou fiftuleux au deffous de la verge, à quelques lignes au-delà, à l'endroit du frein dont les bords étoient calleux, par où les matieres fanieufes & purulentes couloient goutte à goutte, avec des douleurs horribles & continuelles,

L

à raiſon d'une incontinence d'urine qui affligeoit le
malade. Il avoit beaucoup de peine à ſe tenir de-
bout, à cauſe du poids & du tiraillement qu'il ſentoit à la région de la veſſie, de même qu'aux ureteres & aux reins.

Je repréſentai au malade qu'il ne s'agiſſoit de rien
moins que de la vie ; que je ne voyois d'autre reſſource à
ſon mal, que de perforer le gland & une partie de
la verge. Il ne me fut pas difficile de le réſoudre à
entrer dans mes vues : il vint loger chez moi, pour
être plus à portée d'être ſecouru. Ayant voulu ſon-
der le malade, il ne me fut pas poſſible d'introduire
par le petit trou fiſtuleux la plus déliée de mes bougies ; & ayant eu recours à un fil ciré, je ne pus le
faire paſſer au-delà d'une ligne dans le canal. J'imaginai de faire travailler au Coutelier l'inſtrument dont
j'envoyai le modèle à l'Académie royale de Chirurgie
de Paris, avec cette obſervation. Cet inſtrument qui
n'a qu'une ligne & demie de largeur, ſur deux pouces & demi de longueur, n'eſt tranchant que d'un
côté. Je fis faire en même tems un très-petit ſtilet
crenelé, qui me ſervit de point d'appui pour me di-
riger lors de l'opération. Après avoir placé commo-
dement mon malade, j'introduiſis le ſtilet dans le trou
fiſtuleux, que je donnai à tenir en ligne directe à M.
Labrouſſe, mon éleve, actuellement Maître en Chirurgie, jeune homme d'un mérite rare, & également
recommandable par les qualités du cœur & de l'eſ-

prit : je portai enfuite l'inftrument tranchant dans la crenelure du ftillet , & ayant tiré la verge un peu vers moi , avec le pouce & le doigt indice de la main gauche , & avec le pouce & le doigt indice de la main droite , je pouffai l'inftrument , en l'inclinant un peu , jufqu'au-delà des obftacles ; puis en le retirant , je levai un peu la pointe , pour achever de divifer toute_l'étendue de la partie fupérieure , ce qui fut fait dans l'efpace de deux minutes. Je pris enfuite une de mes bougies creufes que j'avois à côté de moi , & que j'avois trempée dans l'huile d'amandes douces. Je la fis pénétrer fans peine jufques dans la veffie: alors les urines coulerent en abondance , mêlées avec des matieres glaireufes , purulentes , & un peu fanguinolentes. J'appliquai l'appareil , qui confiftoit en deux compreffes faites en croix de malthe , percées dans le milieu , pour le paffage de la bougie creufe , au bout de la quelle je placai un bouchon de cire que j'otois dans le befoin , le tout étoit contenu par une bandelette de linge fendue par un des bouts. Je laiffai deux fois vingt quatre heures la fonde dans le canal , non-feulement pour le modêler , mais encore pour empêcher les parois de fe réunir. Je pratiquois matin & foir des injections dans la veffie : je fubftituai à la bougie creufe mes autres bougies , avec lefquelles je complettai la guérifon du vice local · dans l'efpace de cinq jours. Je traitai enfuite le malade par mes Lavemens mercuriels , dont il ufa pendant un mois , après lequel tems il fe trouva parfaitement bien.

Septieme Obfervation.

La femme du nommé C. âgée de 26 ans , avoit été traitée infrcctueufement par la méthode des frictions mercurielles , pour des chancres véroliques qu'elle avoit au vagin , & une grande puftule fituée à l'aile droite du nez. Je fus prié de la voir le mois d'Août dernier. Je trouvai , en la vifitant , trois chancres, un à chacune des nymphes intérieurement , & l'autre placé à côté du meat urinaire , & une puftule à la fourchette. Je la mis à l'ufage de mes Lavemens mercuriels , qui l'ont guérie radicalement.

Huitieme Obfervation.

Je fus appellé pour voir la nommée * * * qui depuis plus d'un an fouffroit les plus vives douleurs, occafionnées par un dépôt fitué à la marge de l'anus. Elle avoit en outre des puftules aux cuiffes , des chancres aux levres externes du vagin , & un écoulement très - fétide & des plus abondans. Elle étoit d'ailleurs bouffie & jaune par tout le corps , & elle étoit dans cet état depuis un an & demi qu'elle commença à fentir des douleurs au vagin, qui avoient été fuivies d'une perte jaune & verdâtre , qui lui occafionnoit des élancemens au dos & au vagin , fur - tout lorfqu'elle vouloit uriner. Je la mis à l'ufage de mes

Lavemens mercuriels , & trois jours après je lui fis l'opération du dêpôt qu'elle avoit à la marge de l'anus , duquel il fortit une grande quantité de matieres virulentes. Je panfai les chancres & les puftules avec les remedes appropriés , & après avoir ufé pendant un mois & demi des Lavemens antivénériens , la malade a été totalement guérie.

Neuvieme Observation.

Une jeune fille de 17 à 18 ans , avoit été traitée fans fuccès, par un Apothicaire de cette Ville, d'une gonorrhée avec des excoriations aux grandes levres. Après un mois & demi de traitement, l'Apothicaire l'affura avec beaucoup de fécurité , qu'elle étoit parfaitement bien guérie , quoiqu'il lui reftât à peu près au moins les mêmes fymptomes , en lui faifant entendre que l'écoulement qui fubfiftoit toujours n'avoit rien de mauvais ; que la plupart des perfonnes de fon fexe y étoient fujettes. Cette fille , fur la foi du Docteur, fe crut guérie , & fe livra fans crainte à un jeune homme , qui quelques jours après fe trouva atteint d'une gonorrhée des mieux caractérifées. Celui-ci vint fe mettre entre mes mains , pour être traité par ma méthode des Lavemens mercuriels , & me pria de vifiter fa maitreffe. Je lui trouvai deux grandes puftules excoriées, & en fuppuration aux grandes levres , un chancre à la fourchette , & un écoulement très-virulent. Je les traitai de fuite par mes Lavemens mercuriels : ils furent guéris l'un & l'autre en trente fix jours.

Dixieme Obfervation.

Un Monfieur des environs de Carcaffonne , étant à Touloufe, prit une chaude piffe dont il fut traité par M. Laborie, Maître en Chirurgie de cette Ville. Il fe crut totalement guéri jufqu'au commencement de Novembre , qu'il fentit une demangeaifon au gland qui l'incommodoit beaucoup , fur - tout la nuit. Il furvint enfuite une inflammation à cette même partie , qui s'accrût à un tel point , que l'extrêmité de la verge durcie & tumefiée , devint groffe comme un œuf de poule. L'extrêmité du prépuce étoit ulceré & calleux , de telle façon qu'il étoit prefque impoffible de le tirer en arriere , fans occafionner les plus vives douleurs au malade , à caufe d'une efpece de bride qu'il y avoit à l'extremité. Le gland découvert , je fus fort furpris d'y trouver neuf mûres , qui par leur groffeur reffembloient à des noifettes. Je commençai le traitement du vice local , fuivant ma méthode ordinaire , & je mis enfuite le malade à l'ufage de mes Lavemens antivénériens, dont il fit un ufage conflant pendant un mois & demi. J'ai eu occafion de voir plufieurs fois le malade , qui jouit actuellement de la fanté la plus parfaite.

Onzieme Obfervation.

Mademoifelle ✳ ✳ ✳ âgée de trente quatre ans, d'un tempérament robufte & vigoureux, nourriffoit un en- fant de feize mois, dont on admiroit la fraicheur & l'embonpoint. Un Monfieur la pria de vouloir bien alaiter pour quelques jours fon fils, âgé de neuf mois, en attendant qu'il trouvât une bonne nourrice. Cette Demoifelle fit quelque difficulté, attendu que l'enfant de ce Monfieur paroiffoit être malade; mais pour ne pas le défobliger, elle s'en chargea : le foir en changeant l'enfant de linge, elle lui trouva tout le bas ventre, le périné & l'anus, couverts de groffes puftules. Cette Demoifelle, qui d'ailleurs ignoroit la nature de ce mal, voulut bien encore le garder quatre jours par humanité : elle s'apperçut le cinquieme jour, que fes mamelles étoiént couvertes de puftules ; fon propre en- fant en eut auffi la bouche, les levres, & une partie du vifage remplis, & dans moins de huit jours, il lui furvint plufieurs condilomes à l'anus, l'un defquels devint auffi gros qu'un marron, ayant la forme d'un chouffleur. La mere fut réduite quelques jours après dans l'état le plus déplorable ; elle fe plaignit d'un mal à la tête, qui lui faifoit jetter les hauts cris; il lui furvint une fievre violente ; plufieurs exoftofes parurent au bout de dix jours, fur différens endroits de l'os coronal, fur-tout à la partie antérieure & jufques aux finus frontaux , dans lefquels il fe forma , trois femaines après , un dépôt qui fe débonda par le nez : les exoftofes étoient plus groffes que des noifettes. La malade fe plaignit de dégout & de rebut pour le bouil-lon & la viande : elle ne prenoit pour toute nourri-ture , que de l'eau & du bouillon aux herbes. Tout le poil de fon corps tomba , & elle vint dans un tel état de marafme & de décheffement , qu'elle reffem-bloit à un Cadavre. Je combattis d'abord par des re-medes appropriés les fymptomes les plus preffans : je lui fis enfuite prendre des demi bains , & je lui don-nai dabord deux Lavemens mercuriels par jour , & en-fuite trois. Le traitement a duré environ quatre mois & demi , au bout duquel tems les fymptomes ont to-talement difparu ; l'appétit eft devenu bon , & la ma-lade a repris fes forces. Il eft à obferver que les exof-tofes fe font diffipées , fans aucune efpece d'applica-tion extérieure. Les poils font revenus , & à l'endroit de la tête où étoient placées les exoftofes , les cheveux y font devenus blancs. L'enfant qui avoit communiqué la maladie , mourut huit jours après que la Demoifelle fut tombée malade. La nourrice à qui on donna l'en-fant , mourut auffi environ un mois après. A l'egard de l'enfant de la Demoïfelle , il ne fut pas poffible de le fauver. L'inflammation de la bouche & du go-zier l'empêchoit d'avaler , & l'anéantiffement où il étoit , le mettoit hors d'état de pouvoir fupporter le moindre remede.

DOU-

Douzieme Observation.

Le nommé * * * & fa femme, me firent appeller pour les traiter l'un & l'autre de la Vérole. Le mari avoit deux poulains, un de chaque côté des aînes; un paraphimofis & un chancre très - confidérable, avec des bords calleux fur le gland. La femme fouffroit beaucoup des ardeurs d'urine : toute la circonférence du vagin, tant extérieurement qu'intérieurement, étoit pleine de chancres entaffés les uns fur les autres, d'où découloit une matiere ichoreufe, très - abondante. Je les mis tous les deux à l'ufage de mes Lavemens mercuriels, qui continués pendant deux mois, les guérirent radicalement.

Treizieme Obfervation.

Le fieur * * * prit une chaude - piffe en 1768, pour laquelle le Chirurgien auquel il s'adreffa, lui confeilla d'ufer de certains remedes qu'il ne prit pas réguliérement : quelque tems après l'écoulement s'arrêta, & reparut au bout de quatre mois, fans y avoir donné occafion. Il fentit des élancemens près de l'anus, & comme l'écoulement fubfiftoit, il fe fit lui-même des injections avec du vin chaud. Les douleurs qu'il fentoit près de l'anus, augmenterent de jour en jour. Son Chirurgien le faigna deux fois, & lui ordonna de la

M

tifanne avec la racine d'althéa : l'écoulement devint
plus abondant ; mais ayant fenfiblement diminué, on
lui donna un bol purgatif qui agit très - violemment :
on s'apperçut qu'il fe formoit une tumeur aux environs de l'anus, au même endroit où le malade, fentoit des élancemens. Cette tumeur augmenta, &
devint comme une groffe truffe. Je fus alors appellé,
& je trouvai que la tumeur étoit un condilome den-
telé à fa bafe, dont la partie fupérieure étoit féparée
en plufieurs bouquets. Je lui fis prendre des Lavemens
antivénériens, dont il ufa pendant un mois. Le condilome fut détruit, au moyen de mon efcarrotique
& de quelques onguens ordinaires. La fanté de ce
particulier, eft aujourd'hui des plus parfaites.

Quatorzieme Obfervation.

La femme du fieur * * * qui depuis trois mois
étoit entre les mains d'un Chirurgien de cette Ville,
voyant que fes maux bien loin de diminuer, alloient
en empirant, me fit appeller. Cette pauvre femme
que la fievre confumoit, reffentoit des douleurs vives dans tous fes membres, principalement à la tête
aux approches de la nuit : elle ne pouvoit prefque
point voir, fes yeux étant enflammés par un écoulement purulent, que fourniffoit plufieurs ulceres fitués
aux paupieres : fa bouche fur - tout, la luette, le voile

du palais , les amygdales & l'extrêmité de la langue , étoient parfemés d'ulceres rongeans. Le vagin étoit couvert d'un grand nombre de condilomes chancreux , de même que les environs de l'anus. La malade étoit jaune & bouffie , d'une maigreur extrême , très- fourde , & ayant la voix fi rauque , qu'elle ne pouvoit pref- que pas fe faire entendre. Je la mis à l'ufage de mes Lavemens , dont elle prenoit trois par jour. J'avois foin de panfer les condilomes avec les remedes conve- nables , ainfi que les ulceres qu'elle avoit à la bouche & aux yeux. Deux mois & huit jours fuffirent pour l'entiere guérifon.

Quinzieme Obfervation.

Madame * * * fouffroit depuis environ douze ans qu'elle eft mariée , une perte blanche , dont l'humeur étoit acre , jaune , verdâtre. Elle reffentoit fréquem- ment , depuis ce même tems , des ardeurs d'urine ; & fes regles , qui auparavant fuivoient un période menf- truel exact , revenoient fouvent depuis , deux ou trois fois par mois. Elle avoit depuis trois ans des douleurs vives , qui fe faifoient fentir par élancemens dans la région hypogaftrique du côté gauche ; & elle en fouf- froit auffi dans le vagin , fur - tout pendant les appro- ches de M. fon mari , à l'orifice de la matrice , où étoit une tumeur de la groffeur de deux œufs de poule. Elle étoit fort amaigrie , & les remedes qu'elle avoit faits n'avoient que modéré les pertes de ſang auxquelles elle étoit ſujette, ſans rien diminuer de ſes autres infirmités.

Au mois de Septembre 1768, la malade conſulta M. Barthès, célébre Profeſſeur de Montpellier, qui jugea que ſa maladie étoit dépendante d'une cauſe vénérienne, & qu'il y avoit tout lieu de craindre, ſi on n'y remédioit promptement, qu'elle ne dégénérât en affection ulcereuſe & même cancereuſe de la matrice. Il conſeilla à la malade de prendre les grands remedes, d'ûſer auparavant du lait de vache, coupé avec l'eau ſeconde de chaux, & des bols avec le mercure doux & l'extrait de cigue.

La malade ne prit aucun de ces remedes, & au mois d'Octobre 1770, elle vint à Narbonne pour ſe mettre entre mes mains. Ne doutant point que ſa maladie ne fût d'une natute vénérienne, je la mis à l'uſage de mes Lavemens antivénériens, qu'elle a pris exactement deux fois par jour. J'injectois dans le vagin & dans la matrice, par une ſeringue en arroſoir, des décoctions aſſez chaudes de guimauve avec le miel roſat. Ces remedes ont redonné à la malade les forces & l'embonpoint dont elle jouiſſoit avant ſa maladie. L'appétit eſt devenu meilleur de jour en jour, & la tumeur de la matrice peu à peu diviſée par l'action des remedes, eſt ſortie par le vagin à gros lambeaux : elle eſt d'une nature gypſeuſe. La malade jouit actuellement de la meilleure ſanté poſſible.

Seizieme Observation.

Le Malade qui fait le sujet de cette obfervation intéreffante, avoit une complication de maux, pour lefquels il y avoit trois ans qu'il ne difcontinuoit de faire des remedes de toute efpece. Il avoit paffé deux fois par les grands remedes à Touloufe & à Montpellier. En dernier lieu, il avoit confulté M. Barthès, célébre Profeffeur de Montpellier, qui lui avoit tracé une méthode de traitement qui devint infructueufe, foit par la négligence du malade, ou par la mauvaife adminiftration. Il avoit des fievres intermittentes par intervalles, des laffitudes, des anxiétés, des douleurs dans les cuiffes, dans les jambes, & des crampes qui le déténoient très-fouvent dans le lit, fans pouvoir fe remuer : fes levres étoient couvertes de gerfures ; le voile du palais & l'intérieur des joues, étoit ulceré ; la luette étoit relâchée au point, qu'elle traînoit fur la langue d'un grand pouce : fes yeux étoient comme enfevelis dans le fonds de la cavité des orbites ; il avoit un ptialifme continuel, & fi confidérable, qu'on ne pouvoit l'approcher fans avoir la face éclabouffée de falive lorfqu'il vous parloit, ce qui l'épuifoit fi fort, qu'à peine pouvoit-il faire le moindre mouvement. Joignez à tous ces fymptomes un dégout univerfel, avec une extinction de voix qui ne lui permettoit pas de s'expliquer. Mes Lavemens foutenus

d'un régime approprié, ont non - ſeulement guéri le
malade de tous les ſymptomes mentionnés ci - deſſus,
mais encore lui ont donné une ſanté & un embonpoint, qui étonnent ceux qui ont vu l'état de dé-
périſſement où il étoit, avant de ſe confier à mes ſoins.
Le traitement d'une maladie ſi grave, n'a duré qu'un
mois & demi.

Les obſervations de MM. Kæmpff, (*a*)
Sigwart, Fabre, & de quelques autres Médecins de Bâle & de Tubinge, (*b*) qui dans les
maladies du bas ventre occaſionnées par les em-
barras des viſceres, ſe ſont ſervis avec le plus
grand ſuccès de Lavemens compoſés des décoctions diſcuſſives & apéritives, m'ont engagé à employer en pareil cas, mes Lavemens mercuriels,
que tout le monde jugera devoir être bien plus
actifs, que ceux préparés avec les décoctions des
plantes apéritives. Ils m'ont parfaitement réuſſi
dans les maladies du bas ventre, occaſionnées
par les obſtructions des viſceres : ils détruiſent

[*a*] *De infarctu vaforum ventriculi.* &c. *Cum obfervat.* in 4°. *Bafileæ*, 1751.

[*b*] *Commentar. de rebus in ſcientiâ naturali & Medicinâ geſtis*, tom. 5, part. 2, pag. 681, & ſuiv.

les vers, même le folitaire ; je m'en fuis fervi
avec un égal fuccès, contre les fleurs blanches
& les regles fupprimées, & je ne doute point
qu'ils ne produififfent un bon effet, fi on les
mettoit en ufage dans l'hydropifie, agiffant
comme toniques, & en procurant des urines
abondantes. Parmi les preuves multipliées que
je pourrois apporter de leur efficacité dans tous
les cas ci-deffus, je ne parlerai que de neuf
obfervations rélatives à ce fujet.

Premiere Obfervation.

Un Bourgeois des environs de Narbonne, âgé d'environ 36 ans, vint me confulter le mois de Décembre dernier : il étoit attaqué depuis huit à dix jours,
d'une colique hépatique, & il paroiffoit fur la région
du foie, une tumeur de la grandeur de la main, à
laquelle le malade fentoit une douleur fourde. Sa
refpiration étoit laborieufe ; fon vifage étoit bouffi,
& l'ictere paroiffoit fur toute l'habitude du corps. Je
le fis purger deux fois, & je le mis de fuite à l'u-
fage de mes Lavemens, dont il prenoit deux par jour,
un le matin à fon reveil, & l'autre vers les cinq heures du foir. Le quinzieme jour de fon traitement, il
fe trouva beaucoup mieux : la tumeur n'étoit pas fi

ſenſible ; elle étoit devenue flaſque , molle , & ne donnoit preſque point de douleur , il continua encore un
mois les Lavemens , au bout duquel tems la tumeur
diſparut par une évacuation de bile noire , & tenace
comme la glu , qu'il rendit par les ſelles. L'ictere ſe
diſſipa bientôt après , de même que l'oppreſſion & la
difficulté qu'il avoit de reſpirer.

Seconde Obſervation.

Un jeune-homme de cette Ville , avoit depuis ſix
mois des fievres quartes , que le Quinquina , dabord
donné ſeul , & enſuite avec des apéritifs , n'avoient
pu emporter. Le foie étoit dur , & le malade commençoit à rendre des excrémens griſatres. Je lui con-
ſeillai d'uſer de mes Lavemens , qu'il prit pendant
trois ſemaines. La fievre quarte diſparut ; la dureté
au foie ſe diſſipa ; les excrémens devinrent colorés ,
& l'appétit revint au malade.

Troiſieme Obſervation.

M. B. ... de cette Ville , étoit attaqué depuis
long-tems d'un rhumatiſme preſque univerſel , ne pouvant en aucune maniere trouver de ſituation , ſans
ſouffrir les douleurs les plus vives qui ſe faiſoient ſentir à la région des reins , le long des ureteres , & aux
anches. Il avoit été ſaigné pluſieurs fois , & il avoit
fait uſage d'une infinité de remedes. Les Médecins
voyant

voyant que le malade n'en éprouvoit aucun foulagement, lui confeillerent d'aller aux bains de Rennes. Il y fut, & prit les bains affez long-tems, fans s'appercevoir d'une diminution notable dans fon mal. Quelques jours après qu'il en fut de retour, les douleurs le reprirent de plus fort : il devint d'une maigreur étonnante, & fon corps prit une couleur de fafran. Je confeillai au malade de faire ufage de mes Lavemens. Il en prit pendant une femaine deux fois le jour, ce qui fuffit pour lui rendre le fommeil, lui redonner des forces, & lui rendre fa premiere fanté. Il a abandonné fa longue canne, & marche depuis fans aucun appui.

Quatrieme Obfervation.

Le mois de Mai 1769, une Demoifelle des environs de Narbonne, vint me trouver pour me confulter fur plufieurs glandes fcrophuleufes & très-douloureufes qu'elle avoit au col & à la joue droite depuis plufieurs années, & pour lefquelles plufieurs Médecins & Chirurgiens lui avoient prefcrit une infinité de remedes fondans, tant intérieurement, qu'appliqués à l'exterieur. Le troifieme jour que je vis cette Demoifelle, elle fut faifie d'une enflure fi confidérable au cou & à la tête, qu'elle auroit couru rifque de périr, fi mes Lavemens mercuriels, que je lui fis prendre de fuite, n'euffent eu un fuccès prompt. Après qu'elle

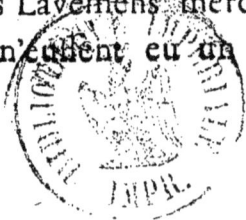

N

en eut uſé cinq ſemaines, elle s'apperçut d'une diminution très - ſenſible dans le volume des glandes, elle
continua d'en faire uſage pendant près de trois mois,
& elle fut au bout de ce tems parfaitement guérie,
ſans le ſecours d'autres remedes. J'ai eu occaſion de
la voir pluſieurs fois depuis, & il ne paroît pas le
moindre veſtige d'engorgement, ſoit au cou ou à la
joue.

Cinquieme Obſervation.

Madame de * * * d'un tempérament ſec & mobile, étoit ſujette depuis un an à une perte blanche
qui l'épuiſoit ſi fort, qu'elle craignoit de tomber en
conſomption. Son état paroiſſoit d'autant plus dangereux, qu'au moindre exercice pendant le jour, il lui
ſurvenoit une toux fréquente & ſeche : le peu de crachats qu'elle expectoroit, étoient teints d'un ſang pale ;
des douleurs très - vives ſe faiſoient ſentir à l'épine du
dos, aux lombes, & dans toutes les articulations : elle
avoit un dégout pour toute eſpece d'aliment ; les ex-
trêmités inférieures étoient tumefiées, & une fievre
lente qui augmentoit tous les ſoirs, avec des ſueurs
& des inſomnies cruelles, la conſumoient lentement.
L'humeur de la perte blanche étoit ſi acre, qu'elle
avoit produit des excoriations très - conſidérables à la
vulve, & aux environs du vagin extérieurement, &
qu'il ſurvint à toutes ſes parties une eſpece de dartre

rongeante, qui vraifemblablement auroit eu des fuites fâcheufes, fi je n'en avois promptement arrêté le progrès. Je craignois que la maladie ne provînt d'un ulcere à la matrice, attendu que l'irritation & les douleurs mordicantes, fe faifoient fentir dans ce vifcere & dans fon col : d'ailleurs l'humeur qui étoit ordinairement verdâtre & muqueufe, étoit quelquefois fanieufe & fétide. Je mis la malade à l'ufage de mes Lavemens mercuriels. Je pratiquois deux fois le jour, avec la même liqueur mercurielle, des injections dans la matrice, & pour topique je me fervois du Pompholix, que j'étendois fur du papier : je lui fis obferver un régime exact, ne la nourriffant qu'avec la crême de ris & quelque peu de fagou. Deux mois fuffirent pour guérir radicalement la malade de tous les fymptomes ci-deffus mentionnés : elle jouit actuellement d'une fanté parfaite.

Sixieme Obfervation.

Un Négociant de Carcaffonne, d'un temperament mobile & irritable, étoit tourmenté depuis un an & demi, & prefque tous les mois, des coliques néphrétiques, occafionnées par des petits calculs dont la furface inégale reffembloit affez à la graine de la plante connue vulgairement fous le nom *d'efparcet*. Les douleurs qu'il reffentoit dans les différens paroxyfmes étoient fi violentes & fi infupportables, qu'il étoit obligé pour les

calmer un peu, de prendre le Laudanum liquide de
Sydenham, à des doſes très-fortes & ſouvent répé-
tées dans la journée.

Ayant eu commerce avec une fille publique, il
prit une chaude-piſſe, qui bientôt après fut ſuivie
de la rétention d'urine & d'un dépôt au périné, lequel s'étendoit dans toute l'étendue de la marge de
l'anus. Le dépôt fut ouvert. On trouva un ſinus fiſtuleux au rectum, qui avoit de communication avec
un autre ſinus fiſtuleux placé au col de la veſſie, par
leſquels ſinus ſortoit une partie des excrémens liquides
& une partie des urines. Le malade ſe voyant dans
un danger imminent de mort, ſe fit voiturer à Narbonne, & ſe mit entre mes mains.

Je panſai les ſinus fiſtuleux avec mes bougies, &
je lui fis prendre mes Lavemens mercuriels. Il ne prenoit d'autre nourriture que la crême de ris de quatre
en quatre heures. Un mois ſuffit pour terminer la
guériſon du malade; mais ce qu'il y a de plus digne
de remarque, c'eſt que le malade qui avoit auparava-
vant des coliques néphrétiques tous les mois, n'a, depuis près d'un an qu'il a été traité, eu la moindre
atteinte de cette terrible maladie.

J'ai auſſi vu dans pluſieurs cas l'utilité des Lavemens mercuriels, contre les graviers des reins & de
la veſſie, & les vrais praticiens n'en ſeront point ſurpris. Le mercure agit comme fondant & comme diuretique, & c'eſt des remedes fondans & diuretiques, qu'on

a retiré le plus d'utilité, lorfqu'on a tanté de guérir cette maladie rebelle , & malheureufement fi commune dans cette Contrée.

Septieme Obfervation.

M. le Marquis de`*` `*` `*` étoit fujet depuis plus de dix ans à des coliques néphrétiques , qui fe terminoient par la fortie des petits graviers friables, de la groffeur des Lentilles. Ayant entendu parler de mes connoiffances fur cette maladie , il m'écrivit pour me demander une Confultation fur fon état. Je fus d'avis qu'il fît ufage de mes Lavemens mercuriels , & je lui envoyai à cet effet une boëte de mon remede. Le malade prit conftamment les cent paquets contenus dans la boëte , & le bon effet qu'il en éprouva , le porta à m'en demander une feconde qu'il a pris auffi en entier. Il m'écrivit an mois d'Avril dernier, que depuis deux ans qu'il avoit ceffé d'ufer de mon remede , il n'avoit rendu par les urines ni fable ni gravier, & qu'il étoit exempt de coliques néphrétiques.

Huitieme Obfervation.

M. `*` `*` `*` me fit appeller pour le traiter des accès de fievre , quarte qu'il avoit depuis quelques jours. En examinant fon bas ventre, je trouvai à la région lom-

baire gauche une tumeur du volume d'une groſſe noix.
Je commençai par lui ordonner des remedes propres
à combattre la fievre quarte , & je lui fis prendre huit
ou dix de mes Lavemens mercuriels, pour tâcher de
diſſiper la tumeur. Ce remede eut tout l'effet que je
pouvois en attendre. La tumeur , que le malade portoit
depuis plus de vingt ans, ſe diſſipa , au grand étonnement du malade & de Madame ſon épouſe.

Neuvieme Obſervation.

La femme du ſieur * * * d'un tempérament vif &
ſanguin , étoit ſujette depuis environ dix ans à des accès de vapeurs hyſtériques très - violens , & qui revenoient toutes les ſemaines ; elle éprouvoit alors des douleurs violentes à la tête : les muſcles du larynx étoient
en convulſion ; elle ſe ſentoit ſuffoquée : il ſurvenoit
un vomiſſement abondant , & elle ſe plaignoit d'une
peſanteur dans le bas ventre. Lorſque le paroxyſme
étoit diſſipé , elle étoit ſinguliérement accablée , & ſe
plaignoit des douleurs vives qu'elle reſſentoit dans tous
ſes membres. Des Médecins de Narbonne & de Montpellier , qu'elle avoit conſultés ſur ſon état , lui avoient
preſcrit différens remedes dont elle uſa aſſez long-
tems, mais ſans le moindre ſuccès. Je fus appellé le
4 du mois d'Avril dernier pour la voir. Je la trouvai
dans une attaque de vapeur très - forte , & qui lui
ôtoit la connoiſſance. Après le paroxyſme , je lui fis

prendre l'émétique en lavage , qui fit rejetter une assez grande quantité de matieres bilieuses. Le lendemain je mis la malade à l'usage de mes Lavemens mercùriels , dont elle prit journellement deux par jour : le douzieme du même jour , elle rendit par les selles une portion du ver solitaire , d'une aulne & demie de long. Je continuai à lui faire prendre mes Lavemens pendant le reste du mois , & journellement elle rendit des portions de ce même ver. Je lui fis encore user des Lavemens ; mais le bien - être dont elle commençoit à jouir , & la cessation de tous les symptomes, m'en fit cesser l'usage. Elle jouit , depuis ce traitement , de la santé la plus ferme & la plus vigoureuse.

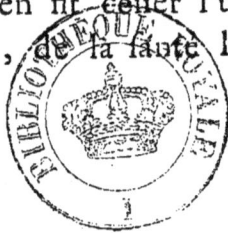

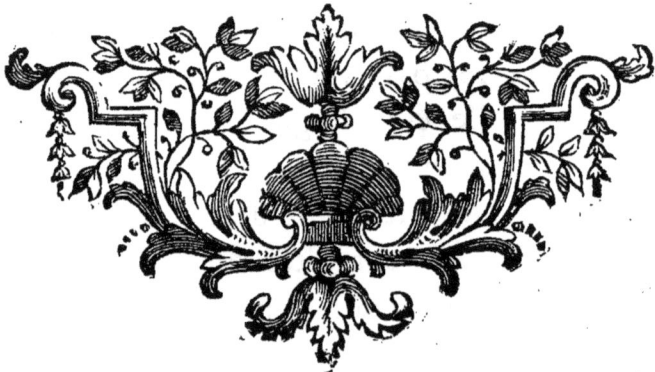

CERTIFICAT.

JE ſouſſigné, Receveur des Fermes générales du Roi à Narbonne, déclare & certifie, que depuis le mois d'Octobre 1765, j'ai été attaqué d'une fievre quarte, qui m'a duré, ſans interruption, près de trois ans , malgré tous les fébrifuges les plus puiſſans ; à la fin de l'année mil ſept cent ſoixante huit, je parvins à les chaſſer pour deux ou trois mois ; mais au mois de Mars 1769, je fus de nouveau attaqué d'une fievre quotidienne & lente, qui ſans m'empêcher de vaquer à mes affaires, me donnoit des douleurs dans tous mes membres, des inſomnies continuelles, & répandit ſur tout mon corps une jauniſſe générale. Au mois d'Août de la même année, je fus traité à Paris par les plus grands Médecins & Chirurgiens , qui me firent pendant 40 jours boire des apozemes & autres déſobſtruans , ſans pouvoir me procurer aucun ſoulagement, de ſorte que je traînai ma maladie juſ-

ques

ques au mois d'Avril 1770 , époque où j'eus recours à M. Ferrand Maître Chirurgien de cette Ville , qui me mit à l'ufage de la crême de ris pendant quinze jours pour toute nourriture , & me faifoit prendre journellement deux Lavemens de fa compofition , précédés l'un & l'autre d'un Lavement à l'eau : étant parvenu au quinzieme jour , je rendis par les felles trois grands vers , dont l'un reffembloit par fa forme au ver folitaire , & ayant continué environ quinze jours ces mêmes Lavemens , je me fuis trouvé entiérement guéri. Mes forces & mon embonpoint étant revenus , je n'ai plus fenti depuis aucun efpece de retour. En foi de ce , à Narbonne , le 6 Janvier 1771.

AURRAN.

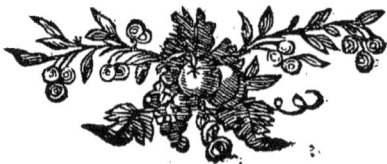

APPROBATION.

Nous souffignés , Docteurs en Médecine de la Faculté de Montpellier , nommés par Meffieurs les Confuls , Lieutenans - Géné. raux de Police de la Ville de Narbonne , pour examiner un Manufcrit qui a pour titre : *Obfer-vations fur les différentes Méthodes de guérir les Maladies vénériennes, avec une nouvelle Méthode de traiter ces maladies par des lavemens mercuriels, par M. FERRAND , &c.* avons lû avec attention le fufdit Manufcrit dans lequel nous n'avons rien trouvé qui puiffe en empêcher l'impreffion , & qui nous paroît ne pouvoir fervir qu'à confirmer la réputation fi bien méritée dont jouit l'Auteur· FAIT à Narbonne, le 30 Janvier 1770.

Signés , GILLABERT. SOLIER, *de l'Académie royale des Sciences de Montpellier.*

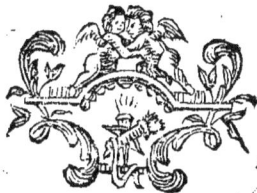

DÉLIBÉRATION

DU CONSEIL DE VILLE.

L'an mil sept cent soixante-dix, & le trentieme jour du mois de janvier, trois heures après midi, dans le petit Consistoire de l'hôtel de Ville de Narbonne, pardevant M. D'AUDERIC DE L'ASTOURS, premier Consul, Président ; assisté de MM. PASCAL ; BREIL ; GAUBERT ; CHAMPOLION & ROUMILHAC, Consuls ; présents Mrs. D'AUGIER Procureur du Roi de la Viguerie dudit Narbonne, & MM. MOREL Député du Chapitre Saint just ; D'EXEA ; CALDAGUES ; TAPIÉ ; NAUTON ; CATHALAN ; ROQUEIROL &

Coussieres, Confeillers politiques ordinaires dudit hôtel de Ville, auxquels a été représenté par mondit Sieur D'Auderic de Lastours, Président, les avoir faits assembler en Confeil général de Ville, au fon de trois trompettes & autres formes ordinaires & accoûtumées, pour deliberer fur le fait fuivant.

M. D'Auderic de Lastours, préfident, a dit que le Sieur Ferrand Maître en Chirurgie de cette Ville, a dedié à MM. les Confuls un Manufcrit, qui a pour titre : Obfervations fur les differentes Méthodes de guérir les Maladies vénériennes, avec une nouvelle Méthode de traiter ces Maladies, par des Lavemens mercuriels : Que MM. les Confuls ont prié MM. Gillabert, & Solier, Docteurs en Médecine, de vouloir bien examiner cet Ouvrage, & qu'il réfulte de leur

Certificat, que ledit Ouvrage ne peut que servir à confirmer la réputation si bien méritée dont jouit l'Auteur ; que pour lui donner une marque de la Satisfaction de la Communauté, & l'engager à continuer ses travaux dans un Art si utile à l'humanité, mondit Sieur D'AUDERIC DE LASTOURS, propose au Conseil de faire les frais de l'impression dudit Ouvrage, & d'en confier le soin audit Sieur Ferrand ; sur quoi à délibérer.

Lecture faite dudit fait, M. D'AUGIER Procureur du Roi, a dit que les gens à talens sont à désirer dans une Communauté, & encore plus à les conserver, quand ils sont du nombre de nos Concitoyens, qui employent leurs veilles & leurs soins, pour découvrir des remèdes si utiles & si nécessaires à l'humanité, tel que celui que le Sieur Ferrand indique dans son Manuscrit ; —

& en conséquence il concluð que la Ville & Communauté, doit faire la dépense pour l'impression dudit manuscrit, qui paroît si utile & si nécessaire pour l'intérêt général & du particulier, & a signé. D'AUGIER Procureur du Roi.

Sur quoi, il a été unanimement délibéré, par les motifs énoncés au fait, que le Manuscrit dont il s'agit sera imprimé aux frais de la Communauté, & qu'il en sera fait deux cents exemplaires, pour le payement de laquelle impression, il est donné pouvoir à MM. les Consuls, de tirer un mandement sur les fonds des dépenses imprevues de la Communauté de la présente année.

Et ont Messieurs les Consuls & les Conseillers politiques sus nommés, signé. D'AUDERIC DE LASTOURS, p.ur. Consul Président ; PASCAL ; BREIL ;

GAUBERT ; B. CHAMPOLION ; ROUMILHAC, *Confuls* ; MOREL , *Député & St. just* ; D'EXEA ; CALDAGUES ; TAPIÉ , *Officier* ; NAUTON ; ROQUEYROL ; CATHALAN ; COUSSIERES. *Signés.*

COLLATIONNÉ fur l'original , par nous fouf-figné Subftitut au Greffe confulaire de Nar-bonne. *Signé* , YVÉN , *Subft.*

FIN.

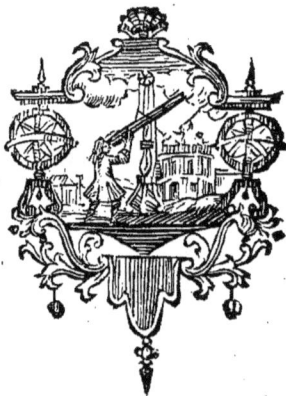

ADDITIONS.

Page 3 , *ligne* 3 , après connues ; *ajoutez* , pour le traitement de la Vérole.

Page 3 , *ligne* 4 , après autres , *ajoutez* , &.

Page 65 , *ligne* 12 , après l'Été à , *ajoutez* , la-

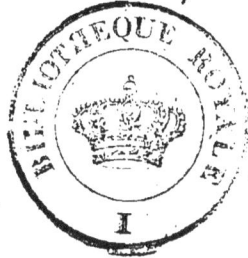